JN245658

危険な化学物質から子どもを守る暮らし方

家の中を振りカエル・カンガエル・そして生きカエル

神 聡子

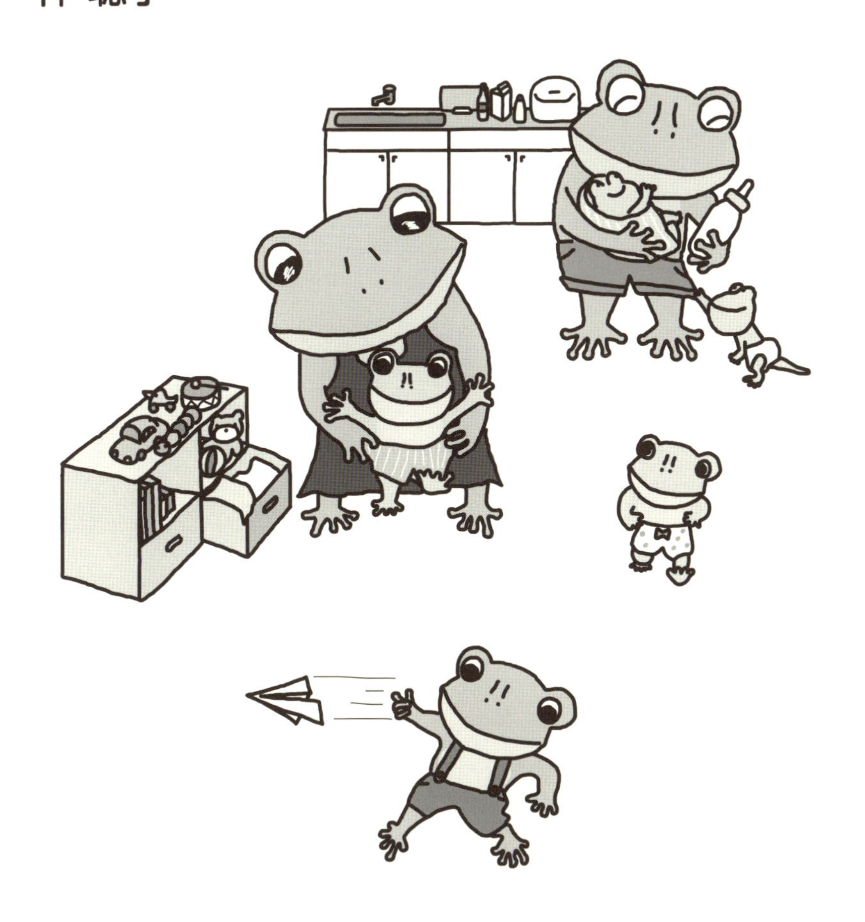

じゃこめてい出版

表紙イラスト／イズミコ
本文イラスト／イズミコ　下村真來子
表紙・本文デザイン／Kre Labo

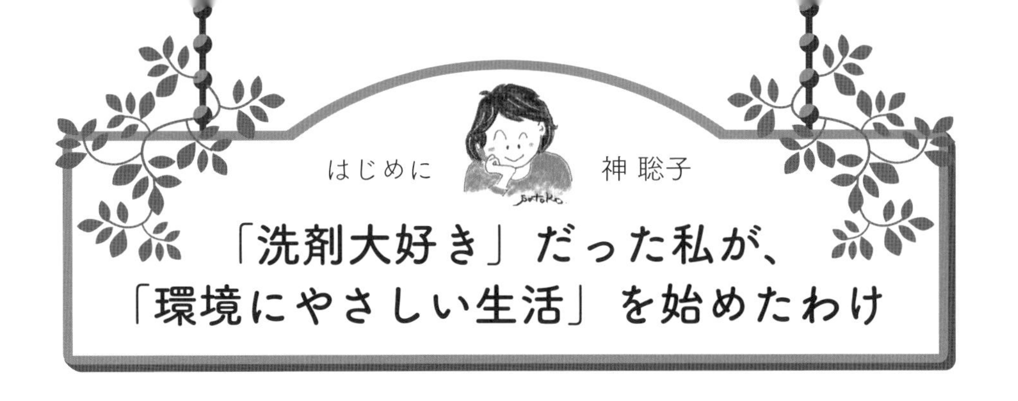

はじめに　神 聡子

「洗剤大好き」だった私が、「環境にやさしい生活」を始めたわけ

清潔大好き！　香りも大好きだった

今から30年くらい前、「ニオイ」や「除菌」などの言葉が巷にあふれるようになり、テレビCMでは、何でもたちどころにきれいになり、香りのおまけまでついてくる商品が次々に登場しました。

私も例外ではなく､それらの商品を使いました。汚れていなくても毎日掃除をし、洗濯をし、入浴し、朝シャンもしていました。トイレには、使用するごとに流れる洗浄剤を使い、キッチンは定期的にハイターで除菌し、「きれいにしている」と自己満足に浸っていたのです。今思い返せば、わが家の排水溝からは合成洗剤が休みなく流れていたのです。そのうえ、室内にはアロマを漂わせ、車には芳香シートをぶら下げたり。虫が苦手で殺虫剤は常備品でした。

さて、わが子は生まれてまもなく、からだにぶつぶつと発疹がでてアトピーと診断されました。私自身もアレルギー性の皮膚炎があり、医師から「子どもに遺伝するよ」と妊娠前から言われていましたので、さほど気にしていませんでした。夫の転勤で引っ越すたびに皮膚科や小児科を転々としましたが、どの医師も息子のアレルギーの原因を探そうとはせず、「ステロイド」や「抗ヒスタミン剤」の処方ばかりでした。それでも、私自身、この時点では「よくあるアトピーっ子」くらいにしか考えていませんでした。

アレルギーマーチからシックスクール発症へ

息子が小学校に入ってから､私の転機ともいえる決定的なできごとが起きました。わが家では息子が生まれる前から犬を飼っていたのですが、たまたま泊まりに行った親戚の家で飼っていたゴールデンレトリバーに反応し、息子が激しいぜん息発作を起こしました。あっという間に呼吸困難になり、救急外来を受診し、点滴をしてやっと帰宅。強度の犬の毛アレルギーだと診断されたのです。親戚の家から帰ってすぐアレルギー専門のHクリニックを受診し、医師からは動物園に行ってはいけない。羽毛布団やコートのファーにも気をつけるように言われました。わが家の犬は、実家に預けることになりました。

その後、息子は、ぜん息に良いからとスイミングスクールに通いましたが、プールに行くたびにからだがかゆくなり、鼻水がでるようになりました。鼻水がでると、それが引き金となってぜん息発作が起きるという悪循環に陥っていきました。アレルギーマーチの始まりです。生まれてからずっと、アトピーがでたり引いたり、風邪を引きやすかったりを繰り返し、たびたび学校を休んでいましたが、小学校５年生のときに、とうとう「シックスクール」になったのです。

シックスクールとは、シックハウスの学校版です。建物内の空気汚染が原因で様々な身体症状が現れます。空気を汚染するのは建材や塗料だけではありません。掃除で使われる合成洗剤や塩素系の漂白剤、トイレの芳香剤や消臭剤、ガラスクリーナー、床ワックス。さらには教科書などの教材、油性ペン、墨汁、粘土など数えだしたらきりがないほどです。先生や子どもたちが家庭から持ち込むものも、空気を汚すことがあります。知らずに放置していると「化学物質過敏症（CS）」という病気に発展する場合もあります。

５年生のある日、息子は鼻水が止まらなくなり、ぜん息発作を起こして早退してきました。滝のように流れる鼻水で箱のティッシュが手放せない状態でした。学校で何があったのか聞くと、「パソコン室の工事」があったというのです。翌日、Hクリニックを受診すると、医師から「おかあさん、これはシックスクールかもしれないよ」と言われました。流れでる鼻水は、工事に使われた化学物質や、数十台のパソコンを一斉に起動した際に揮発した化学物質に反応したのだろうというのです。シックスクールという言葉は、偶然雑誌の特集を読んでいたので知っていました。そのときは「（空気が汚染していて）学校にいけない子どもがいるなんて、かわいそうに」と他人事でした。医師にわが子も「シックスクールでは？」と言われても、「学校が原因じゃ仕方ないなぁ」とあきらめモードでしたが、H医師に「おかあさんが、学校に空気検査や窓開け換気をするよう要望していかなければいけない。おかあさんがしっかりしなければ、子どもを守っていけないよ」と叱られました。

病院の玄関を出ても「私に何ができるのだろう」と暗い気持ちで家路につきました。

親の会のはじまり

数日後、友人２人にこの話しをしたところ、「それじゃ、チラシを作って、ほかのおかあさんたちにも知ってもらおう」「その前に、ほかにも同じ症状の子どもがいないか、アンケートをとったらいいね」など、話がどんどん進みました。アンケートをとることで、シックスクールがどんなものかが自然にわかるというのです。アンケートは「しっていますか？　シックスクール」というタイトルで作りました。このタイトルが、今の会の会報の名前です。それからは、３人で保護者会や習い事など行く先々で知り合いのおかあさんたちにチラシを配って協力してもらいました。１人が消費者センターに届けたチラシが、たまたま訪れた新聞記者の目に止まり、取材を受けました。そのときに、「会の名前は？」と聞かれ、即席で付けたのが「小樽・子どもの環境を考える親の会」でした。その後、私たちの活動は、何度も記事にしていただきました。

シックスクールの原因は？

息子が学校へ行くと体調不良になるのは、シックスクール（学校内の化学物質）だとわかってから、雑誌やインターネットで情報を集めました。私は息子が赤ちゃんのときから、『お薬の手帳』をつけていたので、何月何日に、どんな症状で、どこの病院を受診し、どんな薬が処方されていたかを書き出してみました。すると、連休後、長期休み明け、冬から春、特に４月の新学期の始まりや学芸会の準備が始まると、風邪のような症状がでて、受診していることがわかりました。そういえば、受診のたびに小児科の先生も「風邪のウイルスが検出されない風邪症状」に頭を悩ませていました。原因がシックスクールだとすると、新学期の始まりの体調悪化は、毎年３月末に塗る床ワックス、新１年生が持ち込む新品のランドセルや靴などが原因であったことなど、目の前の霧が晴れるようにわかってきたのです。

しかし、原因はそれだけではありませんでした。息子は私の実家に行くと、必ずアトピーが悪化しました。洗剤は息子のためにと「せっけん」を使用していましたし、柔軟剤は使いません。原因はタンスの引き出しにありました。母は、防虫剤を日常的に使っていたのです。そんな家庭で育った私は、当然のように防虫剤の危険性を知りません。防虫剤の香りがしても、目の前にあっても疑問に思わなかったのです。そして、衣替えや５月人形の中には必ず防虫剤を使っていたのです。シックハウスの化学物質を調べていると防虫剤が上位にでてきます。調べるにつれて、恐ろしくて手がふるえました。「どうして誰も教えてくれなかったの？」「息子を苦しめたのは私だった！」。息子は、私が知らずに使っていた日用品で、少しずつからだを傷つけられ、学校でたくさんの化学物質に曝されたことで、シックスクールを発症してしまったのです。後悔の念と「こんなものを作った企業と販売を許可した国が悪い！」という怒りで、胸がいっぱいになりました。

シックスクール、学校の対応

シックスクールについてネットや本などで調べるうちに、たくさんの理解者に出会い、知識を得ることができました。同時に過去の公害や環境問題全般に、考えが及ぶようになりました。

シックスクールがどんなもので、どうすることが大切かがわかってきたので、学校と教育委員会に教室空気の検査、窓開け換気の徹底、床ワックスを塗らないことなどをお願いしました。最初は、小学校も教育委員会も「加害者」になることを極端に警戒し、思うように協力してもらえませんでしたが、手作りのチラシや資料を配るなどして、理解を求めていきました。体育館はもっとも症状がでる場所でしたので、先生方に「窓開け換気」をお願いしましたが、「めんどくさい」「忘れた」などと言われて悔しい思いもしました。
中学校では、理解のある担任の先生が学校全体に声をかけてくださり、床ワックスを中止し、掃除には重曹やせっけんを使用してくれました。あきらめていた修学旅行は、事前の旅行会社との話し合いや宿泊先の下見、鉄道やバス会社の協力で参加することができました。生徒が作った旅のしおりには「髪の毛にムース等香りをつけない」というようなことまで書かれてあり、感動しました。年に数回しかないプール授業も、息子は塩素に反応するためあきらめていましたが、一工夫することで参加できましたし、バドミントンの部活も3年間、行うことができました。
秋から冬にかけてのコートを着る季節になると、生徒たちはドライクリーニングをしたコートを着てきます。するとコートから揮発する、かすかな溶剤に息子は反応します。そこで、先生は空き教室を利用してコート置き場にしてくれたのです。
息子が無事に中学の3年間を過ごすことができ、化学物質過敏症にならずにすんだのは、環境を整備してくださった先生方であり、理解して協力してくれたクラスメイトたちでした。
また、小樽市教育委員会は、市内の全校の空気検査を開始し、検査結果を市のホームページに掲載してくれるようになりました。

CM している商品は安全ですか？

私に生活を見直すことを教えてくれたのは、息子の発病とH医師です。
私が毎日使っていた日用品の数々が、空気や土、川や海を汚し、再び空気や食べ物として、私たちのからだに戻ることを知りました。それからは、家庭の中から合成洗剤を一掃し、防虫剤や殺虫剤、芳香剤など香りのするものもやめました。できる限り農薬を使わないものを選ぶようにし、便利でも土に還らないものは使わないようにしました。
環境省が発行した『PRTR データを読み解くための市民ガイドブック』には、私たちの家庭からだされる有害物質の上位5物質が書かれています。その有害物質は、掃除や洗濯、お風呂の排水からでているのです。
内訳は次の通りです。(2016 年度集計結果)
1位 ポリ（オキシエチレン）= アルキルエーテル
2位 ジクロロベンゼン
3位 直鎖アルキルベンゼンスルホン酸（LAS）及びその塩
4位 ポリ（オキシエチレン）= ドデシルエーテル硫酸エステルナトリウム
5位 アミノエタノール
1位と3位の物質は合成洗剤や化粧品に含まれ、2位の物質は消臭剤や防虫剤に含まれ、4位と5位の物質はやはり合成洗剤やシャンプー等に含まれています。さらに、上位３つだけで、家庭からでる有害物質の７割を占めているというのです。
合成洗剤とは、テレビ CM でおなじみのアタック、ボールド、アリエール、ビーズ、トップ、さらさなどの洗濯用洗剤がそうです。食器用洗剤、トイレ用洗剤、シャンプーもあります。これらは、石油から作られていて、国がアレルギーを引き起こす恐れがあると指定したたくさんの有害な化学物質が入っています。
日本人のへその緒から数十種類もの化学物質がみつかっていますが、その中のノニルフェノールは合成洗剤に使われていて、環境ホルモン物質（内分泌かく乱化学物質）だということがわかっています（環境庁＝当時＝が 1990 年代に公表）。
こうした人工化学物質、あるいは内分泌かく乱化学物質と呼ばれるものが、人間のからだだけでなく、地球の他の生きものや土壌、水、大気にどれだけの影響を与え、未来にどんなツケを回しているのかの全貌はわかっていません。しかし、増え続けるアレルギー疾患や先天性の病気、発達障害などの要因になっているとの指摘や研究が相次いでいます。
なんの疑問も持たずに、売り出されるものを次々と買って使ってきた結果が息子の症状だったわけです。なぜ安全性の確認をせず市場にでてくるのか、なぜ海外で危険かもしれないという研究結果があるにもかかわらず、製造・販売を中止しないのか。将来、子どもにどんな影響がでるかもわからないものが、なぜ野放しになっているのか、売れさえすればいいのか。日本には、公害を起こした企業がたくさんあります。国はその過ちを教訓にし、予防原則の考え方を取り入れ、リスクを回避する予防的行動を企業や市民に指導していくべきなのです。しかし、今の政府は企業の方ばかり向いています。それならば、私たち消費者が賢くなり、企業や国に対して「ＮＯ！」といえるようになるしかありません。

この本では、私が息子と経験してきた暮らしのなかの化学物質について、日常生活でどう気をつければ子どもへの影響を減らせるのかを提案しました。
第１部では、身近なものに含まれる化学物質の危険性について取り上げました。身のまわりには人の健康や環境に安全かどうかはわからずに使っているものがたくさんあります。実際に、健康被害がでて、初めて規制されるような後追いが多く、それでは被害は防げません。予防原則に沿った考え方を提案します。
第２部では、有害物質を使わない暮らしの実践法を紹介しています。特に、せっけんやアルカリ剤を使って、毎日の掃除や洗濯、入浴などの「洗うこと」の基本知識から、何をどう使うか、具体的な方法をまとめています。
巻末には、私が愛用している製品や、影響を受けてきた文献などを挙げてみました。私の抱えてきた不安や心配に応え、共感や勇気をもらった情報がたくさんありますので、どうぞ参考にしてください。
自分だけでなく、子どもたちの健康や、地球環境のことを考えて暮らすのが本当の大人なのだと、私の背中をぐんと押してくれたのは、ほかならない息子の苦しむ姿でした。息子は、多くの人に助けられ、化学物質過敏症に移行することなく元気に成人することができました。その恩返しの気持ちから、未来の子どもたち、そして他の地球の仲間たちのために、私にもできることがあるのではと考え、2016年に絵本と環境雑貨の店「ワオキツネザル」を開店しました。

店内は、環境にやさしいフェアトレード品がほとんどですが、その中に私がおすすめするアルカリ剤やせっけんたちもたくさん置いています。

なにか気になることやわからないことがあったら、どうぞ気軽に連絡してください。

子どものために「必要ないものは使わない」

私が「必要ないものは使わない」という生活を始めたのは、わが子のシックスクールがきっかけでしたが、ここ数年、子どものアレルギー、発達障害が急増しているのは、私たちが毎日何気なく使ってきたものが影響しているようなのです。つまり、私たちが、ほんの少し生活習慣を改め、必要のないものは使わないようにすることで、子どもたちの健康も取り戻せるはずです。

ですから、基本はいたってシンプル。「買わないこと」と「使わないこと」。ただひとつ変えてほしいのが洗剤です。合成洗剤をやめてせっけんや重曹、お酢を使うこと。すると、私たちの家庭からだされる掃除、洗濯、お風呂からの汚染を少なくすることができます。めんどうだと思っていた日常の家事が、ちょっとした「化学」の知識で楽しくなること請け合いです。

この本で、私たちの暮らしがシンプルになり、より安全に暮らせるようになればいいなと願っています。

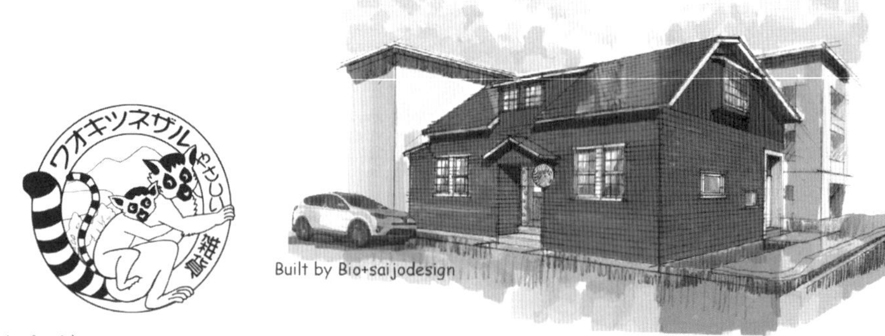

ホームページ
http://taitaitachu.wixsite.com/waokitsunezaru

「ワオキツネザル」の外観

危険な化学物質から子どもを守る暮らし方

第1部
暮らしのなかの化学物質
（理論編）

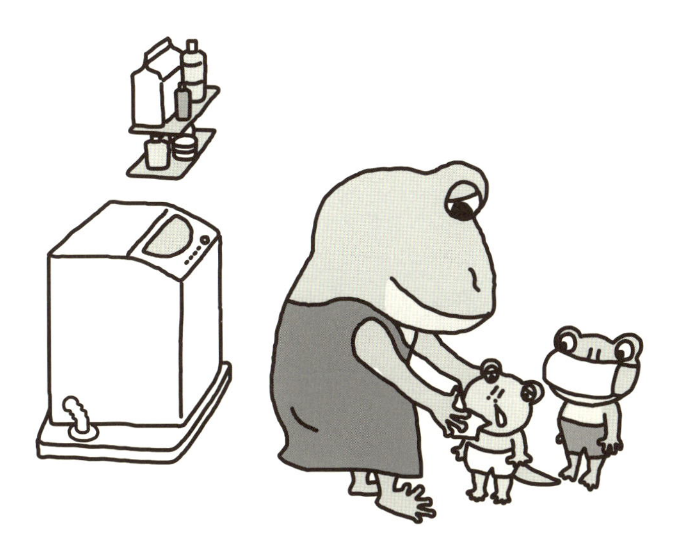

第1部
プロローグ

なぜ化学物質に気をつけなくてはいけないの？

化学物質は、人の手によっていろいろな姿にかたちを変え、私たちの生活を便利にしてくれました。しかし、人の健康や環境に悪影響を与えるものもあります。私たちが化学物質と共存し、安全に快適に暮らし続けるための第一歩は、化学物質の性格を知ることです。

1 「化学物質」って何？ ～身のまわりのものは、すべて

実は、私たち人や動物、植物も化学物質でできています。この世界にあるものはすべて元素（それ以上分解できない118種類の物質）によって構成されている化学物質といえます。化学物質には、植物や鉱石など、もともと自然界にあるものと、人間が新たに作り出したものがあります。

人間が作り出した化学物質には、化学反応を利用して合成したプラスチック製品や洗剤、化粧品、繊維製品、農薬やワクチンなどがあります。水銀のように人体に取り込まれたときに、微量でも有害な化学物質もあれば、塩のように一定量以上を長年とり続けると健康に悪い影響がでるものもあります。

自然界にあって、人には毒になるキノコやジャガイモの芽、ふぐの毒なども有害な化学物質といえます。しかし、人工的に合成された化学物質はどんどん増え続け、それらが将来にわたって、環境や人にどのような影響を与えるかは、まだわかっていないことが多いのです。

たとえば、私たちが家庭から出すプラスチックゴミの中には塩素を含んだものがあり、それらを燃やすと高い割合でダイオキシンが発生することがわかりました。ダイオキシンは、体内に入ると脂肪の中にたまり、排泄しづらい物質で、わずかな量でもがんを発生させたり、妊娠中の胎児に影響を与える可能性のある怖い化学物質の1つです。そのため、プラスチックは便利な製品ですが、その廃棄には一定の配慮が必要で、有害ガスを放出しないようにしなければならないのです。

2 内分泌かく乱化学物質とは？ ～からだの働きを乱す化学物質

さて、人のからだには、成長ホルモンや生殖ホルモンなど、生命を維持するために欠かせない大切なホルモンがあります。こうした人間の内分泌系の働きと、よく似ていて紛らわしかったり、邪魔をしたり、狂わせたりする可能性がある化学物質

を、「内分泌かく乱化学物質」と呼びます。日本が指定している内分泌かく乱化学物質はたったの67種類ですが、国によっては数百種類の化学物質を内分泌かく乱化学物質と指定しているところもあります。

これらは、食べものからだけでなく、使っている道具などから、呼吸や皮膚を通して体内に入り込みます。先に挙げたダイオキシンも内分泌かく乱化学物質の１つです。日本では一般に「**環境ホルモン**[＊1]」と呼んでいますが、この呼び名では危険性が伝わりにくいので、本書ではあえて、「内分泌かく乱化学物質」という表現を使います。

内分泌かく乱化学物質については、まだ研究の途中でわからないことがたくさんあります。過去には「一定量以下では毒性はない」といわれたものも、新たな研究で、ごく微量でも人体に影響を与えることがわかってきました。

3　化学物質に気をつけなければいけない５つの理由

人工的に作り出した化学物質のおかげで、私たちの生活は便利になっていると同時に、様々な問題も浮き彫りになってきました。公害や環境汚染は社会に大きな課題を投げかけています。たとえ便利で快適でも、子どもが病気になったり、環境が破壊されたりしては困ります。私は自分と息子の体験から、身をもってそれを感じてきました。化学物質、とりわけ健康に影響を与えるかもしれない物質や、環境リスクの高い物質については、できるだけ暮らしのなかに取り込まない、必要最小限しか使わないようにしたいというのが、私の提案です。

具体的には、次章以降にくわしくふれますので、ここでは、なぜこうした化学物質に気をつけなければいけないのか、理由を挙げておきます。

なぜ、化学物質に気をつけなければいけないのか

理由１　すべての化学物質の安全“試験”が行われていないから。
理由２　使わなくなっても環境中に残ってしまうから。
理由３　いろいろなものにくっついてしまうから。
理由４　「基準値」はあてにならないし、「複合汚染」が心配だから。
理由５　子どもは小さい大人ではないから。

＊1　環境ホルモン：
環境省は「環境ホルモン」を疑う物質として67種類（2015年現在）をリストアップしている。そのうち約60％が殺虫剤などを含む農薬、20％がプラスチックの原料。

▶理由１：安全性の問題

テレビをつけると、次から次へと新商品が宣伝されて、つい買いたくなるかもしれません。でも、ちょっと待って。それは本当に必要でしょうか。安全でしょうか？

化学物質は現在1億5000万種類を越えたといわれます。毎日、家の中で使っている化学物質は、いったいどのくらいあるのでしょう。

洗剤や化粧品などの容器の裏に、細かな文字でびっしり書かれている1つひとつが、化学物質です。でも、その中で安全性が確認されているものは、ほんのひとにぎりです。

2006年に、北海道紋別市で小学校新築工事後にシックスクール事故が起きました（下記）。この小学校では工事が終わってから、国の規定どおりに、**国が指定した有害な13物質**（次ページ）の空気検査を行いました。その結果13物質は検出されず、安全が確認されたとして使用を開始しました。しかし、使用後まもなく先生や児童が体調を崩す**シックスクール症候群**[*2]を発症したのです。国が危険だと指定した13の物質を避けていたにもかかわらずです。

この事故でわかったことは、「13物質以外は安全」なのではなく、国は「危険な物質を13物質しか指定していない」ということです。化学物質が作りだされるスピードが速すぎて、1つひとつの安全性を調べていられないのです。

▶理由２：人体や環境中への蓄積と残存の問題

国に有害と認められた化学物質については、当然、製造や使用が禁止されます。しかし、内分泌かく乱作用が指摘された有機塩素系の農薬は、30年以上前に使用禁止になっていたにもかかわらず、**北海道のかぼちゃから見つかりました**[*3]。なぜ、使われなくなってから何十年もたって検出されたのでしょう。それは、化学物質の中には一度使ったら、長い間、自然界に残り続けるものがあるからです。

北海道紋別市の小学校のシックスクール事故：
2006年に竣工した北海道紋別市の小学校で、生徒と教職員にシックハウスのような症状がみられ、使用開始1カ月余りで代替校舎に移ることになった。竣工後と、生徒が避難したあとに、室内空気中の化学物質、厚生労働省の指針値が設定されている農薬、可塑剤を測定したが、基準を超える物質はみつからなかった。北海道立衛生研究所が調査にあたり、約100種類にのぼる化学物質を調べたところ、水性塗料溶剤に使われていた1-メチル-2-ピロリドンとテキサノールという物質が厚生労働省の総揮発性有機化合物（TVOC）暫定目標値を上回る濃度で検出された。この事故で、1名の児童が化学物質過敏症と診断された。
※文部科学省は、「学校環境衛生の基準」を決め、臨時検査として、学校用備品搬入時、新築・改築・改修時には濃度が基準値以下であることを確認させたうえで引渡しを受けるとしている。

国が指定した有害な13物質：
厚生労働省は体内への影響が懸念される13種類の化学物質を決め、その室内濃度指針値を決めている。室内濃度指針値は、ヒトがその濃度の空気を一生涯吸い続けても健康に影響はないだろうとされる値。2019年に、2-エチル-1-ヘキサノール、テキサノール、TXIBの室内濃度指針値が新たに提案されたが、業界団体の反対意見に配慮し保留となっている。テキサノールは紋別シックスクール事故の原因物質の一つ。

揮発性有機化合物	室内濃度指針値	発生源	人への影響
ホルムアルデヒド	100µg/㎥（0.08ppm）	合板、PB、集成材、壁紙接着剤、ガラス繊維断熱材など	鼻・のどの粘膜を強く刺激
トルエン	260µg/㎥（0.07ppm）	油性ニス、接着剤、木材保存剤など	神経行動機能・生殖機能低下
キシレン	200µg/㎥（0.05ppm）	油性ニス・ペイント、接着剤、木材保存剤など	新生児の中枢神経発達への悪影響
パラジクロロベンゼン	240µg/㎥（0.04ppm）	防虫剤・防ダニ剤、消臭剤など	アレルギー症状増大
エチルベンゼン	3800µg/㎥（0.88ppm）	有機溶剤（塗料）、接着剤など	肝臓・腎臓機能低下
スチレン	220µg/㎥（0.058ppm）	発泡ポリスチレン、断熱材、合成ゴムなど	脳・肝臓機能低下
クロルピリホス	1µg/㎥（0.07ppb）	防蟻剤など	生殖器の構造異常
フタル酸ジ-n-ブチル	17µg/㎥（1.5ppb）	塩ビ製品など	生殖器異常
テトラデカン	330µg/㎥（0.04ppm）	塗料の溶剤、灯油	肝臓機能低下
フタル酸ジ-2-エチルへキシル	100µg/㎥（6.3ppb）	可塑剤	生殖器の構造異常
ダイアジノン	0.29µg/㎥（0.02ppb）	殺虫剤	血漿及び赤血球コリンエステラーゼ活性阻害
アセトアルデヒド	48µg/㎥（0.03ppm）	接着剤、防腐剤	成長遅延、鼻腔粘膜の異常
フェノブカルブ	33µg/㎥（3. 8ppb）	防蟻剤	コリンエステラーゼ活性阻害

このような化学物質は、人や動物のからだに取り込まれても、なかなか外に出ていかずに蓄積します。女性のからだにこのような化学物質が蓄積されると、胎盤を通して胎児に受け継がれてしまうものもあります。子どもの成長のどこかの段階で、影響がでてくるかもしれません。しかし、体内に取り込まれてから時間がたっているため、原因となった化学物質を特定することはほとんど不可能です。最近の研究の中には、**自閉症などの発達障害は、おかあさんが妊娠中に取り込んだごく微量の化学物質が原因の1つかもしれない、と警告しているものもあります**[＊4]。

＊2　シックスクール症候群：シックハウスの学校版。学校の建物に使われている建材や塗料、授業で使う教材や備品から揮発する化学物質により体調を崩すこと。学校から離れると症状は緩和するかなくなる。最近は、教員や生徒が身につけてくる着香製品（合成洗剤や柔軟剤、整髪料、制汗剤）、持ち込むプラスチック製品（靴やかばん）からの揮発が空気を汚し、シックスクールの原因になっている。

＊3　北海道のかぼちゃで見つかった、使用禁止の有機塩素系農薬：
2006年。出典＝http://www.foocom.net/fs/residue_old/2174/

＊4　発達障害についての最近の研究：
2012年12月、東京大学大学院医学系研究科・疾患生命工学センターの遠山千春教授らのグループの研究。ダイオキシンを微量投与した母マウスから生まれたマウスは、脳の柔軟性が低下し、集団行動に異常がでたことを示した。母体に取り込まれた環境化学物質が子どもの脳に影響を与え、精神症状を引き起こす可能性を示した初めての報告で、オンライン科学誌「プロスワン（PLOS ONE）」に掲載。

▶理由 3：周囲のものにくっつきやすい性質

わかりやすい例がタバコの煙です。室内でタバコを吸っている人がいると衣服や髪の毛、カーテンなどにそのにおいが付着します。それを「移染（いせん）」といいます。

2008年、カップめんを食べた女性が、吐いたり、舌のしびれを訴え、毒物混入事件かと騒ぎになったことがありました（神奈川県藤沢市）。食べたカップめんを調べると、衣類の防虫剤成分「**パラジクロロベンゼン**＊5」が見つかりました。今度はパラジクロロベンゼンがなぜ混入したのかを調べました。すると、未開封のカップめんのそばに防虫剤を一定時間置くと、防虫剤成分がカップの中に入り込むことがわかったのです。この女性は、防虫剤が入ったタンスのそばに、カップめんを段ボールに入れて保管していました。まさかと思うかもしれませんが、いくつもの障害物を通り抜けて防虫剤の成分がめんにくっついたのです。

化学物質が移染した例はほかにもあります。

市販の弁当から内分泌かく乱化学物質（フタル酸エステル）が見つかったことがありました。原因は、調理員がはめていたビニール製の手袋（**ポリ塩化ビニル**＊6）と考えられました。ビニール製の手袋には、手袋自体をやわらかくするためにフタル酸エステルが使用されています。このため、厚生労働省は、食品を扱うときにはポリ塩化ビニル製の手袋は使用しないよう通知をだしています。

また、車内に芳香剤を置いていると、乗っている人のからだにその香りが付着します。これも移染です。香りなら付着してもよいでしょうか？　合成香料のなかには内分泌かく乱作用が疑われている物質もあります。香料成分は、呼吸や皮膚を通して体内に取り込まれます。

＊5　パラジクロロベンゼン：
有機塩素系化合物で消臭剤や防虫剤としてパラゾールやネオパラエースなどの商品名で売られている。家庭から排出される有害物質のワースト2。強い刺激臭があり、室内空気を高濃度で汚染し、床付近にたまる。1999年11月に発表された厚生省（当時）の『内分泌かく乱物質の胎児、成人などの暴露に関する調査研究』によると、パラジクロロベンゼンが人の血液から比較的高い濃度で検出されている。分解しにくく人体に長く残留し、肝臓や腎臓への影響や発がん性があり、国は基準値を設けている。

＊6　ポリ塩化ビニル（PVC）：
通称、塩ビ。環境や人への影響は、製造過程から使用中、ゴミとして燃やすまでに及び、猛毒のダイオキシンを発生させるなど、最も問題が多いプラスチック。ポリ塩化ビニルをやわらかくするために添加するフタル酸エステルは内分泌かく乱化学物質で、常温でも揮発し空気を汚染する。アレルギーやぜん息、発がん性も指摘されている。

▶理由４：基準値と複合汚染の問題

ホルムアルデヒド[*7]の基準値とか放射性セシウムの基準値とか、有害な化学物質には国が“これ以下なら安全”という値を「基準値」と決めています。そして、何か問題が起きると、“基準値以下なら安全”といわれます。

しかし、基準値のデータは、ほとんどが動物実験から得られたもので、健康な成人男性を対象にしています。子どもには、大人とは違ったからだの特徴や生活パターンがあるので、子どもにとっては“基準値以下なら安全”とはいえないのです。残念ながら日本では、子どもの調査や研究は、まだほとんどされておらず、“子どもの基準値”はありません。

化学物質の影響は、同じ家、同じ教室で過ごしていても、また同じものを食べたり使ったりしても、症状がでる人とでない人がいます。

たとえば、北海道紋別市のシックスクール事故（16ページ）では、何十人もいた先生や児童のうち**化学物質過敏症**[*8]になったのはたった１人でした。発症する子は「**炭鉱のカナリア**[*9]」といわれ、その子が快適に過ごせるように環境を整えることが、他の全員の健康も守られると考えます（「**予防原則**[*10]」）。100人のうち１人なら発症率はわずか1%。それならあまり危険でないように思うでしょうか？発症した子どもにとってはまさに100%の危険なのです。それが明日のわが子でない保証はどこにもありません。

「複合汚染」は、２種類以上の有害化学物質に同時にさらされることをいいます。たくさんの有害物質のすべてが、基準値以下であってもゼロでない限り、相加作用、相乗作用が起き、最高1600倍もの毒性になることもあるのです。

たくさんの化学物質に囲まれて過ごしている私たちは、毎日、複合汚染状態で暮らしているということです。

＊７　ホルムアルデヒド：
無色で水に溶けやすい刺激臭のある気体。塗料や家具、建材、壁紙の接着剤のほかプラスチックや樹脂、合成ゴムなどに含まれている揮発性の物質で、毒性が強くシックハウスの原因物質の１つ。しわや縮みを防ぐ目的で衣類など繊維製品にも使われている。また、2015年にはダイソーのネイルからも検出され問題になった。目がちかちかしたり、頭痛、吐き気、めまいといった症状のほか、発がん性がある。国は基準値を設けている。

＊８　化学物質過敏症：
何かの化学物質に大量にさらされるか、微量でも繰り返しさらされ続けていると発症する。発症すると、あらゆる種類の極微量の化学物質に反応し、重症になると外出もできなくなり、日常生活に支障がでる「環境病」。全国に700万人の患者がいると推定されている。2009年にやっと病名登録されたが、診断・治療ができる医療機関、医師が非常に少ない。

＊９　炭鉱のカナリア：カナリアは、坑道で危険なガスを人より先に感知するため、坑道に入るときにはカナリアを連れて入ったことから、危険な空気や物質に敏感な人のことを例えた言葉。

＊10　予防原則：人や環境に悪い影響がでそうな場合、科学的に因果関係が立証されていなくても、予防的に対策をとること。たとえば、有害な影響が100万人に１人でもでたら、立ち止まって考え、製造、販売、使用を禁止するなどの対策をとり、被害を最小限に食いとめること。

▶**理由５：子どもならではの身体的特徴の問題**

子どもはからだが小さいので、一見、有害物質の取り込みも少ないように感じますが、１～５歳の子どもは、大人より体重あたり多くの食物、空気を取り込んでいます。しかも、子どもは大人とからだの機能が大きく違うのです。

たとえば、子どもの細胞分裂は非常に速く、細胞が傷つけられると、傷が元通りになる前に、細胞は次々と分裂を繰り返し、傷ついた細胞もそのまま一気に増えてしまいます。神経系は、1歳で大人の25%、6歳で90%ができてしまうといわれています。

4 化学物質のリスクから子どもを守る

人には有害物質が簡単に脳に入らないようにするしくみがあるのですが、２～３歳ころまでは、その働きが不十分で、有害物質を簡単に取り込んでしまいます。それなのに、乳幼児は有害物質を解毒する能力はずっと未熟で、有害物質が排泄されて半分になるのにかかる時間は、年長児と比べても２～４倍も長いのです。

胎児はどうでしょう。胎児は、胎盤によって有害物質から守られていると考えられてきましたが、多くの有害化学物質、特に内分泌かく乱化学物質は胎盤をすり抜け、胎児の発育に影響を与えます。2005年にアメリカの環境団体「EWG」（http//www.ewg.org）が、へその緒に含まれる化学物質を検査したところ、287種類の化学物質が検出されています。

このように胎児や乳幼児は化学物質の影響を受けやすいので、妊娠中のおかあさんや小さな子どもは、とりわけ注意が必要なのです。

では、化学物質の有害な影響を減らしながら、上手に付き合っていくにはどのような工夫をすればいいのでしょうか。危険を回避しつつ、必要なものは使う。そのための目を養っていきましょう。

私の提案

①本当にその商品が必要かどうかよく考える（リサイクルより、リデュースを！）。
②使うときは説明書をよく読み、捨て方にも注意する。
③複合汚染を少しでも減らすために、空気を汚すものは使わない。
④子どもや妊婦をみんなで守る。

▶やっぱり買わないという選択も

よく考えて必要のないもの、なくても困らないものは、やっぱり買わないことです。便利だと思っても、いま家にあるもので代用できないか、すぐに使わなくなってゴミが増えないかを考えましょう。リサイクルもいいですが、私は**リサイクルよりもリデュース**[＊11]（減らす）を提案します。流行を追わず、直して長く使えるものを買いましょう。「お店で売っているから」「コマーシャルをしているから」といって、安全とは限りません。愛着を持って大切に使えるものを選びたいところです。

化粧品や洗剤を買う時には、なるべく成分表示欄に書かれている化学物質の数（名前）が少ないものを選びましょう。「天然成分○○配合」などとうたっていても、「天然」と書くことで安心させているだけ、ということがあります。それ以外に入っている物質が有害であれば、元も子もありません。「無添加」も、「無添加なのは一部だけ」ということも少なくありません。

▶使い方、捨て方にも気をつける

化学物質は使い方を間違えたり、捨て方を間違えたりすると、人や環境に悪い影響を与えることがあります。使うときは、説明書をよく読み、決まりを守りましょう。

企業のホームページは、フリーダイヤルやメールによる問い合わせができるようになっています。疑問や意見などは気軽に送って活用しましょう。企業は消費者の声に敏感です。商品を使っていて体調を崩したときは、病院へ行くだけでなく国民生活センターや住んでいる町の消費者センターに報告・相談し、メーカーにも知らせましょう。

また、テレビやラジオ、パソコンなどの家電製品の製造に使われる「**難燃剤**[＊12]（なんねんざい）」という化学物質は、戸外に放置し雨水に触れていると有害な化学物質が溶け出し、土壌を汚染します。捨てるときには、外に放置せず自治体の決まりを守って捨てましょう。

＊11　リサイクルとリデュース：
リサイクルとは、資源となるものを分別回収し、もう一度資源として活用したり、焼却時に熱エネルギーとして活用すること。リデュースとは、抑える、減らすという意味で、ゴミの発生を抑制すること。必要ないものは買わない、余分な包装をしない（マイバッグ運動）、ものを大切に使うなどの取り組み。

＊12　難燃剤：
燃えやすい材料に使用することで発火や燃え広がりを抑え、火災から守ってくれる化学物質。しかし、環境中で分解しづらく、人の体内に蓄積する。動物実験では、微量でも集中力、学習、記憶、及び行動に障害をもたらすといわれ、世界ではダイオキシン類などと同じ管理が必要だとして規制が強められている。

▶複合汚染を減らす買い方

家のなかには、芳香剤が置いてあり、洗濯物が干してあり、雑誌や新聞があり、タバコを吸ったり、殺虫剤や化粧品を使ったり、髪を染めパーマをかけ、そしてプラスチック製のバッグやおもちゃがあり……と化学物質があふれています。新品の商品は、特に化学物質の揮発が多くなります。靴やバッグなどを買うときは、倉庫の奥から持ってきたものより、展示してあるもののほうが、すでに空気にさらされていて有害物質が揮発しています。安全性からいえば、展示品がおすすめです。

家具や電化製品などの購入は、複合汚染を減らすために、窓を開けて室内の換気ができるような季節に買うことも大事です。日頃から、窓を開ける換気の習慣もつけましょう。また、感染症が流行したからといって、次亜塩素酸で「空気を洗う」とか二酸化塩素で「空間除菌」などはしてはいけません。

もし、子どもやあなたに気になる症状があるとしたら、原因かもしれないと思うものを１つずつ止めたり、隔離してみましょう。１～２カ月たつうちに症状が改善されるかもしれません。

▶妊娠を望む人や妊婦、子どもには格別の配慮を

将来、妊娠・出産することを考える女性は、若いときから洗剤や化粧品、嗜好品などに気をつけて生活しましょう。長い間、有害物質にさらされた生活をしていると、体内に有害物質がたまり、妊娠したからといって急には減らせないからです。

また、妊娠中、特に妊娠初期に母体が取り込んだ化学物質は、胎児に影響を与える可能性が高いことがわかっています。胎児を守るということは、母体を守るということです。家庭や職場で周りの人も配慮することが大切です。

食事では、食物繊維や緑黄色野菜を積極的に摂りましょう。体内への有害物質の取り込みを減らすとともに、排泄を促す工夫も必要です。

小さい子どもは床で過ごす時間が多く、なんでも触り、口に入れます。このような子ども特有の遊びの習慣は、成長のなかで欠かせない行動です。だからこそ、子どもが過ごす場所や触るもの、おもちゃなどは、大人がよく考えて与えることが大事です。

column

マイクロプラスチックによる海の汚染

ゴミとして捨てられたプラスチックは海を漂い、だんだん小さくなります。海の中で、紫外線や波の力でぼろぼろになり5㎜以下になると、マイクロプラスチックと呼ばれます。これが、世界中の海に約5兆個も漂っているといわれています。

2015年度の調べでは、ペットボトルは1年間に約200億本販売され、そのうち約27億本がリサイクルされず、2億本が散乱ゴミだと推計されています。そのゴミがマイクロプラスチックとなり、世界各地の塩から検出され、私たちが食べているようです。

ジャーナリズム団体が一般的なブランドのミネラルウォーター（11カ国、259本）を分析した結果、約9割のミネラルウォーターのボトルから1ℓあたり平均10.4個のプラスチック粒子が検出されました。科学者たちは、「ペットボトルのミネラルウォーターから、水道水の約2倍のプラスチック粒子が発見された」と報告しています。

一方、ポリエステルなどの化学繊維製の衣服を洗濯すると、洗濯くずとしてマイクロプラスチックが排水に混じります。環境にやさしいはずのアクリルタワシも、汚れ落としのメラミンスポンジも、削りかすがマイクロプラスチックとして、下水に入っていきます。下水中のマイクロプラスチックは、雨が降って下水があふれたときに、川や海に放出されます。そのマイクロプラスチックは、二枚貝やサバ、カタクチイワシなどから見つかっています。そして、食物連鎖によって再び私たちの口に戻ってきます。マイクロプラスチックを食べたとしても排泄されますが、マイクロプラスチックに含まれている有害物質は、私たちの体内に溜まっていきます。WHOはプラスチックが「人間のからだにどういう影響を与えるか」について、調査を始めるようです。

世界中でプラスチックの規制が始まっています。ポリ袋はもちろんストローやラップに至るまで、使用・販売を禁止する国もでてきました。アメリカでは、化粧品へのマイクロビーズの配合を禁止する法案が成立し、世界各国がそれに続いています。世界的なコーヒーチェーンの「スターバックス」も、プラスチックのストローの廃止を決めています。

日本のプラスチック廃棄物の量はアメリカ、中国に次いで世界第3位。本当に他人事ではありません。

子どもが食べているものは安全ですか？

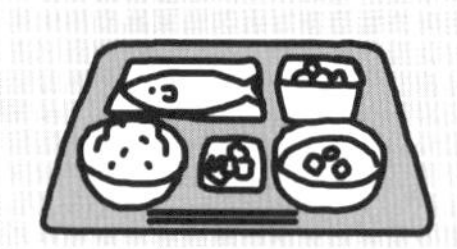

「食育」、「地産地消」、「食の安全」などといわれ，オーガニック嗜好が広がりつつある一方、農薬や添加物が大量に使われた食品も相変らず売られています。また、アレルギーの急増で食品表示も複雑になりました。幼稚園・保育園や学校の給食は安全でしょうか。子どもたちに食べさせる食品を選ぶ目を鍛えたいものです。

1 問題ありの食品添加物

食品添加物：
現在日本で認められている食品添加物はおよそ1500品目（指定添加物＝約400種類、既存添加物＝約400種類、天然香料＝約600種類、一般飲料物添加物＝約100種類）。

トランス脂肪酸：
トランス脂肪酸を多く含む食品：マーガリン、ファットスプレッド、ショートニング、スナック菓子、ドーナツ、ケーキ、クッキー、ビスケット、市販のパン類など。

合成着色料：
石油製品を原料に化学合成して作られたもので、食品や料理に色彩を与えるために使う。発がん性や催奇形性の疑いなど、安全性に問題があるものもある。

豆腐を作るときに使う「にがり」は**食品添加物***の１つですが、豆腐はにがりがなくては作れませんので、どうしても必要なものです。でも、加工食品のなかには、使わなくても作ることができる食品添加物を、わざわざ使っているものが数多くあります。その多くは、日持ちを長くしたり、香りや色などの見栄えをよくするために使われているのです。日本の食品添加物はおよそ1500品目もあるそうです。

色を鮮やかにするための亜硝酸ナトリウムや揚げ物をサクサクにするためのトランス脂肪酸、おいしそうに見える色にするための着色料などは、使わなくてもよい添加物です。

亜硝酸ナトリウムは、子どもが好きなウインナーやハム、筋子などに使われていますが、発がん性や遺伝子を傷つける毒性が否定できず、現在使われている添加物のなかで最悪といわれています。

トランス脂肪酸*は、液状の油を固形状に変えるときに発生する油で、マーガリンやショートニングなどの油脂食品や、これらを使った加工品に多く含まれています。心臓疾患や肥満だけでなく、子どもや妊婦が食べると、子どもの脳神経に影響を与えることがわかり、世界中で規制が始まっています。アメリカでは「添加物」から「有害物質」へと扱いを変え、2018年までに全廃することになりました。マーガリンの製造、販売を禁止している国もありますが、日本では各企業の自主規制にまかされています。

合成着色料*は、お菓子や飲み物、かき氷のシロップやゼリーなどに使われています。海外では発がん性や遺伝子への影響、発達障害の原因が疑われ、使用が禁止されているものもあります。

食品添加物には天然添加物もありますが、天然だから安全というわけではありません。エンジムシが原料のコチニール色素は天然ですが、ぜん息や呼吸困難を起こすことがあります。

私の提案

①加工食品を買うときは、必ず裏側の添加物表示を確認し、添加物の少ない品を選ぶ。特に、添加物の数の多いものや、色が鮮やかすぎると感じる食品は要注意。
②マーガリンやショートニングはなるべく使わない。使った食品は買わない。
③着色料○○何号と書かれたものは買わない。
④「食品」ではなく「食材」を買い、自宅で調理する習慣をつける。

2　危険な合成甘味料

子どもは甘いものが大好きです。大人でも、疲れているときに甘いものが食べたくなる人は少なくないでしょう。デザートなどの甘いもので、食事を締めることも珍しくはありません。

日本人の砂糖の摂取量は、１日平均25gぐらい（成人）が望ましいそうです。でも、**農林水産省の統計***によると、平均で69gほど摂取していると言われています。

たとえば、アイスクリーム１個10g、カステラ１切れ15g、おはぎ１個32g、りんごジュース１杯27g、清涼飲料水１杯32g。これは、それぞれに含まれている砂糖の量です。特に、市販のソフトドリンクに含まれている砂糖の量には驚きます。

そこで、こうした甘いものを食べたり飲んだりしても太らないように、「**合成甘味料***（ダイエット）」というものが作られました。合成甘味料は、甘さは砂糖の数十倍～数百倍で

農林水産省の統計：
「砂糖および異性化糖の需給見通し」より

合成甘味料：
27ページ参照

すが、カロリーはほとんどないのでダイエットができるというのです。糖尿病の患者さん用に作られたものもあります。「低カロリー」や「ノンシュガー」と書かれた食品のなかには、合成甘味料が使われているものが少なくありません。これらは安全なのでしょうか。

合成甘味料の多くには依存性があり、使い始めると、やめたくてもやめられなくなるといわれています。強い甘味に舌が慣れ、果物などの自然な甘さが物足りなくなることも心配されます。アスパルテーム、異性化糖など遺伝子組み換え作物から作られているものや、スクラロースのように発がん性が指摘されているものもあります。特に心配なのは、お菓子、ヨーグルト、乳飲料、スポーツドリンクなど、子どもがよく食べるものに多く使われていることです。

合成甘味料のエリスリトール、キシリトール、ステビアでは、アレルギーが報告されました。低カロリーあんパンのあんにエリスリトールが使われていたため、食べた人がアレルギーを起こし、ショック状態になるという事故も起きています。

私の提案

①キャッチコピーに「砂糖ゼロ」「ダイエット」「低カロリー」とうたっている商品は、成分を確認する。
②成分表示に、「異性化糖」「アスパルテーム」「スクラロース」「アセスルファムK」「エリスリトール」「キシリトール」「ステビア」「サッカリン」と書かれている食品は避ける。
③できるだけ食材が持つ甘さを利用する。
④何でも摂り過ぎない。同じものばかりを摂らないようにする。

主な甘味料

アスパルテーム	遺伝子組み換え原料の合成甘味料。味の素（株）が「パルスイート」という商品名で販売。砂糖の100倍の甘さでノンカロリー。習慣性があり、興奮毒性、多動、ごく微量でも精子に障害がでる、腎臓機能の低下、などが否定できない。厚生労働省は妊婦は避けるべきと通達を出している。ダイエット飲料、ガム、糖尿病の治療食、医薬品など6000以上の製品に使用されている。
アセスルファムK	遺伝子組み換え原料の合成甘味料。砂糖の200倍の甘さがある。発がん性物質の塩化メチレンを使用しており、発がん性、腎臓や肝臓へのダメージ、うつ、免疫に影響を与える可能性、脳機能への影響が心配されている。サプリメントや栄養ドリンク、ダイエット飲料、ゼリー、アイスクリーム等に使用されている。
異性化糖（いせいかとう）	トウモロコシやじゃがいもなどのデンプンが原料の天然甘味料。コーンスターチが有名だが、そのコーンのほとんどが遺伝子組み換え。含まれる果糖の割合で3通りの表示がある。吸収が速く血糖値を急激に上昇させる。ぜん息、高血圧、脳や肝臓への影響が心配されている。清涼飲料水やアイスクリーム、ゼリー等に使用されている。
エリスリトール	メロン、ブドウや梨などの果実や、醤油、みそ、ワイン、清酒などのブドウ糖を発酵させて作る糖アルコールで、天然のノンカロリー甘味料。砂糖の80％程度の甘みなので他の甘味料と併用して使用される。アレルギーの報告のほか、大量摂取で下痢の可能性も指摘されている。ガムやキャンディ、ゼリー、清涼飲料水、化粧品の保湿調整剤に使われる。
サッカリン	トルエンなどから合成された合成甘味料。砂糖の200～500倍の甘さがある。発がん性の疑いがあり、一時使用禁止になったが、現在は使用基準つきで再認可されている。純度の低い物は、動物実験で染色体異常が報告されている。主にガムやジュース、漬物、糖尿病食、はみがき粉に使用されている。
スクラロース	毒性に違いはあるがDDTなどの農薬、カネミ油症のPCB、ダイオキシンなどと同じ有機塩素化合物の一種。砂糖の600倍の甘さがある。数々の動物実験で、免疫力の低下、がん化や臓器異常、胃腸障害、流産や死亡例もあったが、1999年に異例の認可となった。缶コーヒー、アイスクリーム、菓子などに使用されている。
ステビア	キク科の多年草から作られる天然甘味料。砂糖の200倍の甘さがあり、醤油や整腸剤、防虫剤として使われてきた。低純度のものには不妊、発がん性を持つものもあり、妊婦や授乳中の人は摂取を控える必要がある。アレルギー、めまいや頭痛の原因になると指摘されている。

3 不気味な遺伝子組み換え食品

不可思議な食べ物が次々と作り出されています。合成甘味料も一部の食品添加物も人が作り出した化学物質ですが、「遺伝子組み換え食品」はそのなかでもちょっと不気味です。なぜなら、野菜自体が“農薬”になったりするからです。

たとえば、トウモロコシを食べた虫が死んでしまう、ということが起こります。なぜでしょう。それは、この虫が食べたトウモロコシが「**遺伝子組み換えトウモロコシ***」だったからです。これは、トウモロコシに殺虫成分の遺伝子を組み込むことで、トウモロコシ自体が殺

遺伝子組み換え作物：
本来、交配しない作物の遺伝子に、別の生物の遺伝子を組み込んで、新しい「性質」を持つように作り出した作物。

日本で使用が認められている遺伝子組み換え作物：
大豆、じゃがいも、トウモロコシ、ナタネ、綿実、アルファルファ、てん菜、パパイヤの８種類で、アメリカやカナダなどからの輸入。アメリカは大豆生産の93％、トウモロコシの86％が遺伝子組み換え。
ちなみに、綿実は、綿の種子を原料にしたサラダ油。酸化しにくいことから、スナック菓子やフライ、ツナ缶のオイル漬けに使用されている。かすは家畜の飼料として利用。世界の綿実は、約８割が遺伝子組み換えだが、加工の途中で分解されるとして油などには表示義務がない。非遺伝子組み換え綿実油もある。

虫成分を作り出すようになるからです。だから、そのトウモロコシを食べた虫は死んでしまうのです。

虫が食べたら死んでしまうような野菜を、人が食べて大丈夫なのでしょうか？　ほかにも、除草剤をかけてもまわりの雑草だけが枯れ、作物は枯れないようにした「遺伝子組み換え作物」もあります。遺伝子組み換え食品は、世界中に広がっていますが、アレルギーや発がん性などが指摘され、その安全性については長期的な検証が必要だといわれています。

ところが、日本人は、**世界中で最も遺伝子組み換え作物を食べているといわれています***。日本の加工食品に使用されている大豆やトウモロコシは、ほとんどが輸入の遺伝子組み換え作物です。でも、**日本の遺伝子組み換え食品の表示義務***（ページ下）はあいまいで、抜け道も多く、見分けるのは困難です。肉類はどうでしょう。残念ながら、私たちが食べている豚や牛、鶏は、ほとんどが遺伝子組み換えのエサで育っています。

ガムやスナック菓子、乳飲料、チョコレート、アイスクリームなどにも、遺伝子組み換えで作られた原料がたくさん使われています。

私の提案

①醤油や味噌は国産大豆（できれば北海道産）を使っているもの、酢は国産の米酢を使う。
②表示に「遺伝子組み換えでない」と表示されたものを買う。
③農家と顔の見える関係を築き、遺伝子組み換えのエサを食べていない家畜や卵、牛乳を探して食べるようにする。

日本の遺伝子組み換え食品の表示義務：
▶「含有量の多い３番目まで、かつ重量比５％以上の場合のみ表示」となっている。さらに、原料に遺伝子組み換え作物が使われていても、加工の途中で分解すれば表示しなくても良い、とされている。
▶醤油、コーンフレーク、砂糖、水あめ、異性化糖、コーン油、大豆油、菜種油、綿実油は、表示不要。家畜の飼料（エサ）も表示不要となっている。
▶EUでは、小売店だけではなく、レストランでも全品目の表示が義務づけられている。日本で「遺伝子組み換えでない」として売られているものが、ヨーロッパでは「遺伝子組み換え」として販売されていることもある。2017年から始まった国の検討会によって、今後遺伝子組み換え表示制度が改悪されるかもしれない。

知らないうちに、遺伝子組み換え食品を食べている!?

お菓子やジュースの原材料には、遺伝子組み換え原料由来の可能性が高いもの（以下、太字の原材料）が含まれています。

プリッツェル

原材料：小麦、**植物油**、**ショートニング**、**砂糖**、ポテト、酒かす、イースト、小麦たんぱく、食塩、果糖ぶどう糖液糖、モルトエキス、チキンエキス、コンソメシーズニング、**調味料（無機塩等）**、香料、**酸化防止剤（ビタミンE）**、**大豆**

清涼飲料水（ポカリスエット）

原材料：**砂糖**、**果糖ぶどう糖液糖**、果汁、食塩、酸味料、香料、塩化K、乳酸Ca、調味料（アミノ酸）、塩化Mg、**酸化防止剤（ビタミンC）**

「遺伝子組み換え食品いらない！キャンペーン」チェックシートより

4　吸い込むと怖い農薬

環境省がリストアップした環境ホルモン物質（内分泌かく乱化学物質）の約60%は農薬成分です。2010年のデータでは日本の農薬使用量は、世界第2位です。

世界中で**ミツバチの異常行動***と大量死が確認され、その原因と考えられる**ネオニコチノイド系農薬は、EU（ヨーロッパ諸国連合）で規制***（次ページ）が始まりました。日本は逆に、基準をさらに緩めようとしています。

北日本の水田周辺に置かれた415の巣箱やミツバチを観察したところ、100匹以上のミツバチの大量死が24回も確認され、国産のはちみつからは、ネオニコチノイド系農薬が検出されています。

千葉工業大学の亀田豊准教授らのグループの報告によると、2017年9月に東京、岩手、福島、茨城、千葉、長野、静岡、鳥取、沖縄の9都県で集めた73サンプルのすべてでネオニコチノイド系農薬が検出され、はちみつでは6割超で国の暫定基準を上回っていました。

農薬の人への影響は、主に脳と自律神経を狂わせることです。環境脳神経科学情報センターの黒田洋一郎氏は「農薬は、子どもの脳に影響を与え、ADHDなど発達障害を起こす可能性が高

ミツバチの異常行動（CCD 蜂群崩壊症候群〈ほうぐんほうかいしょうこうぐん〉）：
養蜂家が飼うミツバチが、大量にいなくなる現象。巣箱の中や周辺にハチの死骸もない。ネオニコチノイド系農薬の使用が、ハチの方向感覚を失わせ、巣に帰れなくしていると考えられている。

米国小児科学会政策声明：
2012年11月26日。
全文は
http://pediatrics.aappublications.org/content/130/6/e1757.full

い」と指摘しています。それなのに、農家がネオニコチノイド系農薬を好んで使うのはなぜでしょうか。

それは、ネオニコチノイド系農薬は1回の使用で効果が長持ちするため、農薬の使用回数を減らせるからです。農薬の使用回数が少ないと、「特別栽培農産物」「減農薬栽培」などというプレミアム表記ができ、高値で売れます。でも、この農薬は根から成分を吸収するので、収穫後の農産物を洗っても、皮をむいても、農薬の成分は落ちません。

もうひとつは、米の等級との関係です。米がカメムシの被害にあうと茶色のシミがついた「斑点米」になり、検査で等級が下げられてしまうので、農薬でカメムシを遠ざけようとするのです。「斑点米」は食べても無害で、味も変わりませんが、実際には消費者のもとにはほとんど届きません。米の見た目にこだわるほど、農薬の使用量は増えてしまうのです。私たち消費者は、農薬を使用した米や野菜、果物を買わないという選択もできるのです。

ネオニコチノイド系農薬は、ぶどうやいちごなどの果物やお茶に多く使われています。北海道大学などの研究チームは、市販の日本産の緑茶の茶葉とボトル茶飲料のすべてからネオニコチノイド系農薬を検出したと専門誌に発表しました。一方、スリランカ産の茶葉からは検出されませんでした。日本の残留農薬基準は、欧米と比べ、けた外れに緩くなっています。（次ページ表）

米国小児科学会から発表された「政策声明」＊では、「子どもの農薬の曝露が小児がんや行動障害との関連を示している」とし、「子どもの農薬曝露は可能な限り制限されるべき」としています。

ネオニコチノイド系農薬の規制：
2017年12月、農水省は10種類のグリホサート除草剤のほか、ネオニコチノイド系農薬スルホキサフロルを新たに農薬登録した。その際パブリックコメントには多くの反対の声が寄せられた。国際環境NGOグリーンピース・ジャパン（東京都新宿区）も声明を発表し、批判している。
ネオニコチノイド系農薬は、ミツバチへの毒性が強いことから、米国では厳しく使用制限され、EU委員会は2013年12月から、3種類のネオニコチノイド系農薬（クロチアニジン、イミダクロプリド、チアメトキサム）の使用を一時的に禁止し、欧州食品安全期間（EFSA）で再評価を実施していたが、この3種はミツバチや野生のハチに悪影響を与えると結論を出し、2018年4月「屋外使用禁止」を決めた。2018年8月欧米ではホームセンターや大手小売業界でのネオニコチノイド系農薬製品やグリホサート製品、それを使った園芸植物の取り扱いの中止が相次いでいる。このように、欧米を中心にネオニコチノイド系農薬、欧州を中心にグリホサート除草剤禁止の流れが強くなる一方、日本は農薬を新規に登録し、残留基準も大きく緩和し、ヘリによる空中散布も実行している。

小児科医は、農薬への急性および慢性曝露の影響を熟知することが必要だとも。一方、日本では政府の発達障害支援部局から、農薬についての注意喚起はありません。私たちは農薬について無関心すぎたような気がします。小児科医はもちろん、幼稚園や保育所、学校など子どもと接する仕事をする大人は、農薬への理解を深めていきましょう。

私の提案

①無農薬・無化学肥料の野菜を、少々高くても、形が悪くても、応援する気持ちで購入する。農家と顔の見える関係を作り、個人的に契約する。

②家庭菜園では除草剤を使わず、無農薬・無化学肥料の野菜を作る。

③生協などの有機農作物を売る特設売り場を利用する。また、増やしてくれるように要望していく。

④「減農薬米」や「特別栽培米」などを共同購入していたら、担当者に使っている農薬を確認する（消費者の声が生産者を変える）。

ネオニコチノイド系農薬（アセタミプリド）の各国の残留基準（ppm）

食品	日本	アメリカ	EU
いちご	3	0.6	0.01*
りんご	2	1.0	0.1
梨	2	1.0	0.1
ぶどう	5	0.35	0.01*
スイカ	0.3	0.5	0.01*
メロン	0.5	0.5	0.01*
茶葉	30	50**	0.1*
トマト	2	0.2	0.1
きゅうり	2	0.5	0.3
キャベツ	3	1.2	0.01*
ブロッコリー	2	1.2	0.01*
ピーマン	1	0.2	0.3

* 検出限界を基準値としている。
** アメリカでは輸入茶に対してのみ 50ppm の基準値を設定している。
http://no-neonico.jp/kiso_problem1/ より

がんばっている有機農家さんたち

農薬使用量が世界で1、2位を争う日本と韓国は、発達障害の多さも1、2位を争っています。農薬の使用量と発達障害の発生率は無関係ではないようです。（出典：農薬大国・日本の現実 ネオニコチノイド系農薬で、発達障害が急増する!? ～岩上安身による西尾正道氏、黒田洋一郎氏インタビュー、2015年4月18日 https://iwj.co.jp/wj/open/archives/242962）。

また、2013年には、ネオニコチノイド系農薬チアクロプリドが空中散布された地域（群馬県西南部）で、頭痛、吐き気、倦怠感、めまい、手足の震えなどの症状を訴える子どもが多くでたことも報告されています。

ここでは、未来の子どもたちのために、農薬を使わない農業をめざしている団体をご紹介します。こうした取り組みを支援し、農家の人と顔が見える関係を築きながら、私たちの食を守っていきたいものです。

- ▶群馬県渋川市では、ネオニコチノイド系農薬と有機リン系農薬を使わないで育てた農産物を認証する制度を全国で初めて作りました。その農産物は主に市内で販売され、学校給食でも使われています。
- ▶愛媛県今治市では、小学生の子どもをもつおかあさんたちの運動によって、今治産の有機農産物を優先的に学校給食で扱うようになりました。さらに、遺伝子組み換え作物およびその加工食品を使用しないことが取り決められています。
- ▶高知県では、ネオニコチノイド系農薬を使わず、受粉をマルハナバチで行い、天敵を使った防虫や、ネットを使用した防虫などの「エコシステム栽培」の農作物を全国に出荷しています。

- ▶岡山県、茨城県などでは、農業者や養蜂家が協力し、ネオニコチノイド系農薬を使わない作物の「ミツバチ認証システム」を作りました。ミツバチが半径500m以内に生きていればネオニコチノイド系農薬を使っていない証と判断し、インターネット上で生産者が紹介されます。
- ▶石川県ではNPO法人河北潟湖沼研究所の皆さんと地元の農家さんたちが、安全でおいしい米を食べたいと思う人たちから予約注文を受け、ネオニコフリーの田んぼ面積を拡大させています。そこで作られた「生きもの元気米」は、苗にも農薬を使わずに育てています。田んぼ1枚ごとに、生息する生きもの調査を行い、認証をしているそうです。

小樽・子どもの環境を考える親の会は要望書を提出：
2018年10月、当会では、発がん性が指摘されたグリホサート（ラウンドアップ）や脳神経への影響が心配なネオニコチノイド系農薬の販売中止と、できる限り人体に影響の少ない商品の販売を以下の企業に要望しました。アマゾンジャパン㈱／㈱大創産業／DCMホーマック㈱／㈱LIXILビバ。今後、全国署名を展開し、さらに要望します。農家に限らず、家庭、駐車場、公園、公共施設等の除草剤、農薬として、殺虫剤やペットのノミとり剤などとしても危険性を知らずに使われているのです。

column

空から農薬が降ってくる！

農薬の空中散布は、フランスなどEU諸国で禁止が進んでいます。一方、日本では、空中散布が主流になりつつあります。

空中散布には、パイロットがヘリコプターに乗り込んで高い上空から農薬を散布する方法（有人ヘリ）と、ヘリコプターを地上からラジコンで操作し散布する方法（無人ヘリ）があります。2011年度の無人ヘリによる農薬の空中散布面積は過去最高で、都道府県別では北海道が一番でした。北海道の小中学生のぜん息、アトピーの発症率は全国平均の2倍（2017年学校保健調査）です。

無人ヘリによる空中散布は、1回に運べる農薬の量が限られているため、農薬の濃度を地上散布の数百倍にしなければなりません。濃度が濃くなると、それだけ農薬は揮発しやすくなります。

無人ヘリによる空中散布は高度約3mから行いますが、風に乗った農薬はどのくらいの濃度で、どこまで飛んで行くのかわかりません。そのうえ、日本では農地のすぐそばに民家や通学路があるので、子どもたちは農薬の霧の中を通って学校へ通うことになるのです。化学物質過敏症の人などは、農薬の散布時期には一時的に別の土地へ避難しています。

2008年に出雲市は、松くい虫を防除するため有人ヘリで農薬の空中散布行いました。そのとき、小中学生1200人余りが目のかゆみや充血などの健康被害を訴えました。

松くい虫は、松が元気な時は食べず、弱っている松を食べるのだそうです。なぜ松が弱ってしまったのか検証もせずに、いきなり農薬の空中散布を行うのは、間違った管理方法です。実は、空中散布の効果さえ、検証されていないのです。

最近では、機体も安く操作も簡単だということで、ドローンによる空中散布が各地で行われています。

5 放射能が気になる放射線照射食品

食品照射：
殺菌・殺虫、食品の保存期間の延長を図るために食品に放射線を照射すること。日本では、1975年から北海道士幌町農協で、ジャガイモの発芽防止を目的に始まった。日本で、食品への照射が許可されているのはジャガイモのみ。輸入は禁止されているが、2014年にアメリカから輸入された大麦若葉エキス末が照射されていた。また、1974年には和光堂のベビーフードの野菜粉末が放射線殺菌されていた。

誘導放射能：
はじめは放射線を出さなかった物質が、放射線を照射されることによって放射能を持つこと。

内部被曝：
放射性物質に汚染されたものを飲んだり食べたり、吸い込んだりして体内に取り込むことで、体内が放射能汚染し身体の内部から被曝すること。

北海道十勝管内で収穫されたジャガイモの男爵とメークインには、発芽防止のため放射線（ガンマ線）が照射されています。福島の原発事故で、放射性物質はどんなに微量であっても安全とはいえないことがわかりました。それなのに、なんのためにわざわざ食品に放射線を照射するのでしょうか。食べても大丈夫なのでしょうか。

食品照射*という技術は、アメリカ軍が戦場で食品を長持ちさせるために使った技術です。日本でジャガイモに放射線照射をするのは、春先に九州からの新ジャガイモが届くまでの間、北海道のジャガイモの発芽を止めておき販売するためだといいます。実際は、九州からのジャガイモが早い時期に売り出されるので、ジャガイモは足りているのです。

照射されたジャガイモは外見は変わりませんが、半年以上経っても芽が出ません。実は、照射食品には強い発がん作用を起こす物質（シクロブタノン）が生成されることが判明しています。

照射を推進する人は、「放射線照射で食品が放射能を帯びることはない」といいますが、照射ジャガイモからは、**誘導放射能***が生じていることもわかっています。食べると**内部被曝***する危険があるそうです。

この照射ジャガイモは、1975年から78年まで、なんと全国の学校給食で使われていました。保護者らの強い抗議で使用されなくなりましたが、1992年に群馬、長野、京都、大阪などの学校で再び給食に使用されていました。

照射ジャガイモは、北海道と九州以外に出荷されてきましたが、2015年の春には北海道根室市でも販売されたことが確認されています。

照射施設では、作業中の被曝事故や廃棄物の問題など、原子力発電所と同じ問題が起きています。

私の提案

①「ガンマ線照射済み」とか「芽止め」と書かれたジャガイモは買わない、食べない。
②照射ジャガイモを見つけたら、店の名前や住所などを明記し、「照

射食品反対連絡会」へ知らせる。できれば現物を送る。
（https://sites.google.com/site/noshousha/）

③販売店に売らないようにお願いする。

④学校給食には使わないようお願いし、教育委員会、給食担当者、学校の栄養士に定期的に確認する。

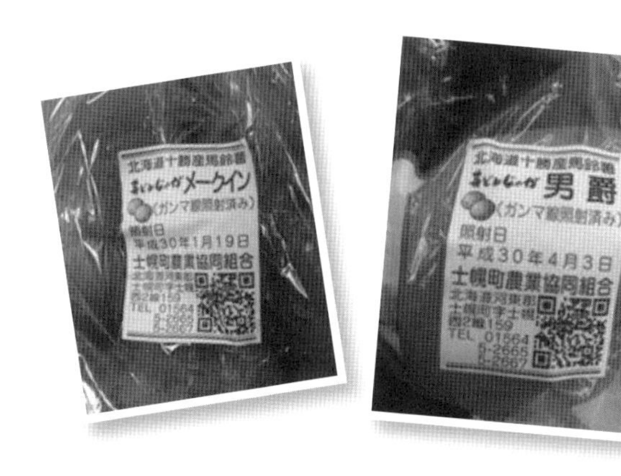

芽止めのために放射線照射されたジャガイモ（値段は、普通のジャガイモの半値）。
北海道士幌町農協の一部の男爵、メークインだけが照射されている

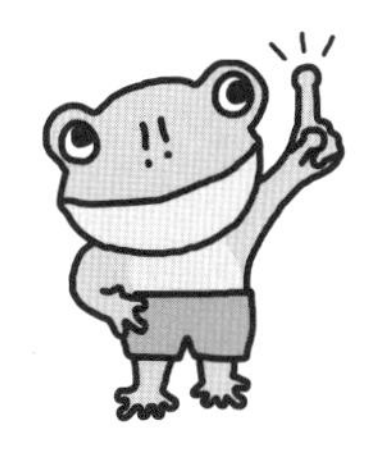

子どもが毎日使うものは安全ですか?

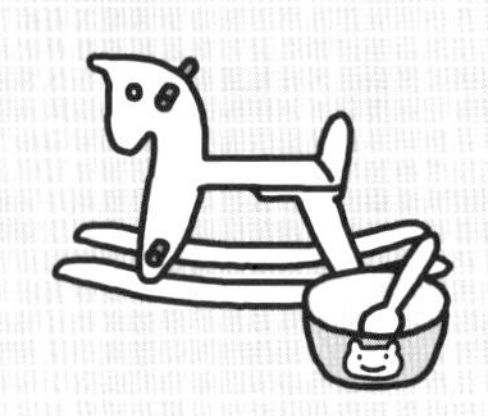

企業は、消費者の健康を考えながら製品を作っているとは限りません。儲かることが第一ですから、化学物質が環境や健康に影響があるとしても、法的に問題がなければ使います。一方、少し高くても安全な材料を使い、シンプルで長く使えるものを作っている企業もあります。私たちが、製品を選ぶ目をもつことが大切です。

1 おもちゃ

日本国内で売られているおもちゃの9割がプラスチック製です。カラフルな塗料も使われていますが、子どもがなめたり噛んだりしても大丈夫なのでしょうか。

プラスチックは、人が石油から作った化学物質で、土に還ることはありません。特に、商品名に「ビニール」とついているものは、環境や人への影響が心配される塩ビ製品（ポリ塩化ビニル）です。

キャラクター人形などはほとんどが塩ビでできていて、プラスチックをやわらかくするために**フタル酸エステル***が使われています。フタル酸エステルは揮発しやすく、常温でも室内に少しずつ溶け出しています。塩ビの安全性が問題になってからは、「ABS樹脂」や「AS樹脂」が使われることが多くなりましたが、これらからは内分泌かく乱化学物質の**スチレンモノマー***が溶け出すことがわかっています。最近では、主におもちゃなどの原材料としてフタル酸を使わないATBC-PVC（Acetyl tributyl citrate-polyvinyl chloride）非フタル酸系塩ビが使われているようです。ATBCに関しては、国立医薬品食品衛生研究所報告で肝臓への軽度な影響が認められたと報告しています（「国立医薬品食品衛生研究所報告」より）。

ミニカー、パズル、ゲーム機などの塗料から、基準値を超えた**鉛***が検出されたことがあります。天然の木のおもちゃでも、農薬が残留していたり、防虫処理がされているものもあります。木を張り合わせて作っているおもちゃは、接着剤にも注意が必要です。

フタル酸エステル：
フタル酸エステルは60数種類あり、そのうち9種類は当時の環境庁が「環境ホルモン作用」があると指摘（1998年）。食品や衣類の包装材、壁紙、ボディローションなど幅広く使われている。子どものおもちゃへの使用には規制があり、EUではフタル酸の中でDEHP（DOP）、DBP、BBPは12歳以下のおもちゃと3歳以下の育児用品で0.1%以下の使用制限がある。日本では6歳以下のおもちゃに0.1%以下での使用制限。生殖毒性の懸念もあるとされ、世界各国で規制する動きが高まっている。

スチレンモノマー：
ポリスチレンやABS樹脂等のプラスチックやゴム、塗料の原料。無色透明の液体で強い臭いがあり、発がん性の可能性がある。マウスの実験では、生殖器への影響があった。

おもちゃには安全基準を満たしたものにつけられるマークがあり、ヨーロッパでは **CE マーク***、日本では玩具協会の自主基準の **ST マーク***があります。過去には、玩具協会に無断で ST マークを不正使用した企業があり、そのおもちゃからは基準値を大幅に上回る化学物質が検出されています。

私の提案

①プラスチック、特に塩ビのおもちゃは買わない。

②布や木の天然素材で、着色されていないシンプルで飽きのこないものを選ぶ（カラフルな着色を好むのは、案外、大人だけかもしれない）。

③もし、塗料が使われているなら、口に入っても安全な塗料を使っているものを選ぶ。

※安全な塗料は、ヨーロッパの「無公害塗料」「石油化学製品は一切使用しない AURO 塗料」「100％植物油天然木材保護塗料プラネットカラー」など。染料は、天然の草木染など。

④おもちゃを買ったら、使用前に水拭きしたり、布製品はせっけんで洗ってから使うとよい。

玩具安全基準合格
4912345 67890 4
ST 18
（一社）日本玩具協会
東京都墨田区東駒形4-22-4

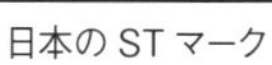

日本の ST マーク

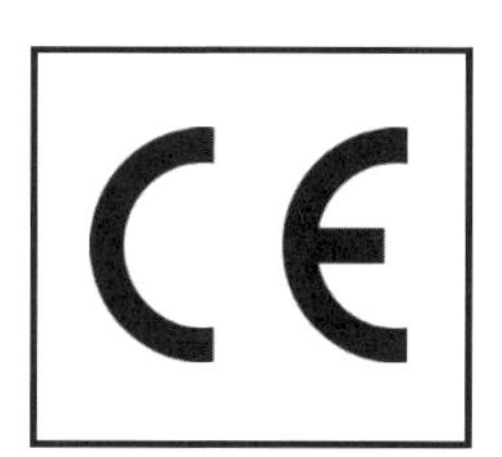

ヨーロッパの CE マーク

鉛：
鉛は内分泌かく乱化学物質の疑いがある物質で、中枢神経系に影響を与え、知的障害や学習障害を発生させる。子どもは特に影響を受けやすく、アメリカ環境保護庁（EPA）によれば、「鉛は子どもの身体発達を妨げ、高血圧、聴覚低下、不妊を招き、おそらく発がん物質である」としている。蓄電池、プラスチックの安定剤、陶磁器の釉薬、塗料、絵の具のチューブなどに使用されている。

ヨーロッパのCEマーク：
ヨーロッパ地域内で販売、流通する工業製品が EU 加盟国の安全基準を満たしていることを示すマーク。このマークがついていない製品はヨーロッパ地域内で自由に販売、流通することができない。いわばヨーロッパ版の JIS(工業規格)である。＝日本大百科全書の解説

日本の ST マーク：
おもちゃの安全性を高めるために、玩具業界が、1971年(昭和46年)に、玩具安全基準、玩具安全マーク制度を創設。 ST 基準は、玩具の安全基準で、機械的安全性、可燃安全性、化学的安全性からなる。ST マークは、ST 基準適合検査に合格したおもちゃに付けることができる。

2 衣類

国際環境NGOグリーンピース：
1970年代前半、アメリカで設立。日本事務所は1989年設立。

12の有名ブランドの子ども服とベビー服：
世界中の12ブランド、合計82サンプル（サンプル購入時期は2013年5～6月)。Adidas(アディダス)、American Apparel（アメリカンアパレル)、Burberry（バーバリー)、C&A（シー&エー)、Disney（ディズニー)、GAP（ギャップ)、H&M（エイチ＆エム)、Li-Ning（李寧)、Nike（ナイキ)、Primark（プリマーク)、Puma（プーマ)、Uniqlo（ユニクロ)。

オーガニックコットン：
3年間にわたり、農薬や化学肥料を使用していない土地で栽培された綿花を使用し、加工段階でも化学薬品の使用は禁止されている。オーガニックであることを認めるオーガニック認証機関は世界中にあり、厳しい基準がある。

特殊加工のアップリケがついた子ども服、化学繊維や抗菌加工の下着類、買っていませんか？ 「**国際環境NGOグリーンピース***」が2013年に、**12の有名ブランドの子ども服とベビー服***を調べたところ、全ブランドから、発がん性や発達障害、内分泌かく乱作用が疑われる物質が検出されています。また、化学繊維の衣類は、アトピー性皮膚炎を悪化させます。直接身につける衣類は特に注意して買いましょう。

アイロンがけのいらない形態安定加工された衣類には、しわや縮みを防ぐ目的で**ホルムアルデヒド***（ページ下）が使われています。東京都生活文化スポーツ局が、子どもが使用すると考えられる繊維製品を調べたところ、ホルムアルデヒドが検出されています。派手な色彩や特殊加工のプリントには注意が必要です。

通常のコットン（綿）には、栽培過程で大量の農薬が使用され、製造過程では化学薬品も使われます。「**オーガニック***」とうたった偽者も横行しています。

染料にも注意が必要です。子ども用パジャマからにおいがし、洗濯してもにおいが消えなかったため成分を調べたところ、ベンゼン、アセトンなどが検出されました。

ここ最近、子ども服に防虫成分「ディート」（ジエチルトルアミド）や、内分泌かく乱化学物質の農薬「ペルメトリン」が練り込まれたものなど次々と売りだされています。これらは、虫だけでなく、着ている本人も皮膚や呼吸から殺虫成分を取り込むことになります。

ホルムアルデヒド加工とベビー服：
一般の衣料品の多くは、しわや縮み防止のためホルムアルデヒド加工がされている。皮膚への刺激性があるため「有害物質を含有する家庭用品の規制に関する法律」で、大人用下着類は75ug以下、乳幼児製品は「不検出」という含有許容量の基準値がある。ベビー用品売り場の赤ちゃんの下着が入った袋には、「ホルムアルデヒド移染（いせん）防止のため袋から取り出さないでください」というタグがついているのは、このため。

私の提案

①下着は、無蛍光、無漂白の綿素材で抗菌加工などしていないものを着る。
②オーガニック製品は、公的に認証されているかを確認し信頼できる店から購入する。
③麻（リネン・ヘンプ・ラミー）などの天然の繊維は、植物自体が虫を寄せ付けないため農薬を使わず安心な素材。染色してある場合は天然染料を使用したものを選ぶこと。
④防虫衣類は着ない。
⑤家庭で洗濯ができるものを選び、初めて着る服は、着用前に一度水洗いする。

オーガニック繊維製品世界基準（GOTS）：
GOTSはオーガニック・テキスタイルの世界基準。原材料がオーガニックであり、生地の生産・加工や保管・流通の全過程で環境的・社会的な基準を満たした商品が認証される。「organic」の表示は、付属品を除いた製品の繊維組成の95%以上が、認証されたオーガニック繊維、あるいは移行中であることを示す。

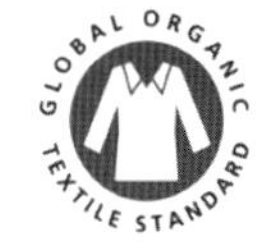

3 食器

子どもの食器や箸、弁当箱は、落としても割れないプラスチック製ですか？　プラスチック製の食器類は、使い込むと細かな傷がつきますが、熱いご飯や酢の物など酸性の食品に触れても大丈夫でしょうか。

全国の百円ショップで売られていたキャラクターの絵付きプラスチック食器から、発がん性があるといわれているホルムアルデヒドや**ビスフェノールA***が検出されています。この食器は、メラミン樹脂製で中国から輸入されていました。

メラミンは比較的安定した化学物質だといわれていますが、わずかでも溶け出しているので、食器としては失格です。メラミン樹脂は酸に弱いので、果実や酢の物などの酸の強い食品を入れては危険です。病院の食器や一般の食堂で、今も使われていますが、少し前まで学校給食食器としても使われていました。

ポリカーボネート製哺乳びんや食器からは、内分泌かく乱化学物質の疑いのあるビスフェノールAが検出されています。この物質は、お湯や油、アルコール、酢などによって溶け出します。

ビスフェノールA：
40ページ参照。

比較的安全性の高いプラスチックでも、使用を繰り返すと傷がつき、使われている添加剤が溶け出す恐れがあります。箸もプラスチックが主流ですが、子どもが噛むと傷つき危険です。

食品保存用ラップには、ポリ塩化ビニリデンが使われているものがあります。ポリ塩化ビニリデンは塩ビの仲間で、塩ビ以上に塩素が含まれています。食品にかぶせて加熱すると添加剤が溶け出す恐れがあり、ゴミとなって燃やしたときはダイオキシンが発生します。

私の提案

①プラスチック容器は、できるだけ使わず、陶磁器やガラス、木、ステンレス製の食器を使う。
②哺乳びんは、ビスフェノールAフリーの製品もあるが、他の化学物質が溶け出す可能性があるので、ガラス製を使う。
③ラップを使うなら低密度ポリエチレン製にする。食品をレンジで温める場合は、耐熱ガラスか陶磁器に移してラップなしで温める。ふたも陶磁器の皿などを使う。
④プラスチックの容器に入ったものはなるべく買わないようにし、プラスチック容器に入っているものを買ったときは、すぐに陶器やガラス容器に移す。

ビスフェノールA（BPA）：
プラスチック製品、特に塩ビ製品（ポリ塩化ビニル）の安定剤、酸化防止剤として使われている。エストロゲンという女性ホルモンに似た働きをする物質で内分泌かく乱作用が疑われている。
スウェーデン、デンマークなどでは、3歳までの乳幼児が口に入れる可能性のある玩具、食器、哺乳びんは厳しく規制している。フランスでは2015年から、BPAをすべての食品接触材料中での使用を禁止する法律が採択された。カナダは、BPAを使用した哺乳びんの輸入·販売·広告を禁止。さらに、BPAを含む塗料を使った粉ミルク缶の規制や工場からの排出削減に取り組んでいる。欧州委員会もBPAの食品接触材料への使用制限を大幅に厳しくする新規則を発表。2011年以降BPAの哺乳びんへの使用が禁止されているが、新規則では、乳児用「蓋付きマグカップ」の製造にBPA使用することも禁止。乳児や0～3歳児向けの食品に使われるコーティング材からBPAが移行することも許されなくなる。新規則は、2018年9月6日から適用。
一方、日本は、厚生労働省がBPAにさらされることはできる限り減らすことが良いとしながらも、規制は企業の自主性にまかせている。

column

陶磁器に使われている鉛が心配

鮮やかな色やかわいい絵が描かれている食器。その食器に鉛が使われていると知ったら、それでも使いますか？

ボーンチャイナのカップやパスタ皿、中国製土鍋から高濃度の鉛が溶け出し、回収されるということがありました。中国製ばかりではありません。岐阜県土岐市や多治見市、瑞浪市で生産された食器からも、基準を超えた鉛が検出されたことがあります。

鉛は、身体に蓄積しやすく、わずかでも子どもの知能や脳神経に影響を与え、妊婦が取り込むと胎児に影響がでる物質です。

そんな有害な鉛が、なぜ食器から検出されたのでしょうか。

陶磁器には、鉛を含んだ釉薬（ゆうやく）というものが使われているからです。釉薬で食器の表面をおおうと、酸やアルカリに強くなり、汚れがつきにくくなります。さらに、色鮮やかで光沢のある食器ができるのです。そんな食器を作るためには、700～800℃の低温で焼くのですが、そうすると鉛などが完全に封印されず食器から溶け出してしまうのです。日本の伝統的な食器には、低温で焼かれているものがあるので、注意が必要です。

では、どうやって食器の鉛から子どもを守ればいいのでしょうか。

まず、鮮やかな色の食器は避け、使っているうちに絵が剥がれてしまったりするものは使わないことです。アジアン雑貨や素人が焼いた陶器などにも注意が必要です。

子どもはどこでもなめるので、食器の内側だけでなく外側の色・柄にも注意しましょう。できれば、無鉛の「白磁」（絵付なし）がおすすめです。

ガラス食器はどうでしょう。高級なクリスタルガラスは、輝きを出すために鉛が使われているので、ソーダガラスや強化ガラスが安心です。色や絵がない食器を使うと、食材本来の姿を見直して、感動するかも知れませんよ。

4 洗剤

どんなに安全な繊維の服を着ても、オーガニック食材を食べても、アトピー性皮膚炎などがよくならないことがあります。それは、もしかしたら合成洗剤のせいかもしれません。合成洗剤は、ドラッグストアなどで様々なタイプが売られていますが、石油から作られていて、洗剤の成分が洗ったものに残留しやすい特徴があります。

有害化学物質を管理し、減らしていこうという「**化学物質管理法（PRTR）***」が1999年にできました。この法律には**第1種指定化学物質***といって462種類の有害化学物質が指定されています。そのなかに、合成洗剤に使われている合成界面活性剤がいくつも入っています。家庭からだされる有害物質の上位5つのうち4つが合成洗剤の成分なのです。

合成洗剤の成分のうち、約40%が合成界面活性剤です。強い浸透力で皮脂膜を壊し、皮下から入って細胞までいき、遺伝子を傷つけます。そのため、アレルギーや肌荒れの原因や先天異常が増えたりしますし、発がん性が高まるともいわれています。

また、合成洗剤を使うと、何度洗濯しても白さが続きます。これは染料の一種である**蛍光増白剤***の作用ですが、殺精子作用、発がん性などが心配されています。分解されにくく全国の河川から検出されています。蛍光増白剤入りの合成洗剤で洗った布で豆腐の水きりをすると、豆腐に蛍光増白剤の染料が移染し、**ブラックライト***で照らすと布が触れていた部分が白く浮かび上がるのです。

合成洗剤で洗濯をすると、何度すすいでも衣類に洗剤の成分が残り、衣類に接する皮膚を通して体内に成分が入ります。からだや髪、食器を合成洗剤で洗えば、同じように成分が残留します。当然、掃除で使えば、床や壁、テーブルにも有害物質が残ります。最近は、原料がわからない「香料」の入った洗剤による「香害」も問題になっています。

私の提案

①家中の洗剤を合成洗剤から、せっけんやアルカリ剤に切り替える。
②「洗剤を使わなければならない」という“洗脳”から脱出する。
③使ったら洗うではなく、汚れたら洗うという生活をする。

化学物質管理法（PRTR）： 人や生態系に有害な化学物質が、どこからどのくらい排出され、どこに運ばれたかを管理する法律。第1種指定化学物質（462種）、第2種指定化学物質（100種）がある。1999年公布、2001年施行。2011年現在で9種類の合成界面活性剤が同法の規制対象になっている。

第1種指定化学物質： 462種類ある。「人の健康や生態系に悪影響を及ぼす恐れがある」「自然の状況で化学変化を起こし容易に有害な化学物質を生成する」「オゾン層破壊物質」のいずれかの有害性の条件に当てはまり、環境中に広く継続的に存在すると認められた物質。このうち、人に対する発がん性があると評価されている物質は「特定第1種指定化学物質」といい、アスベスト（石綿）など15物質が指定されている。（PRTR情報局より）

蛍光増白剤の使用規制： 厚生労働省などは、「食品に混じる恐れのあるものへの使用は禁止」「紙ナプキン、紙コップ、生理用品への使用禁止」「台所用布巾への使用禁止」「乳幼児のよだれかけ、肌着、紙おむつ等にはできるだけ使用しない」など規制している。

合成洗剤と純せっけん：
洗剤は、使用される界面活性剤の種類によって、「合成洗剤」と「せっけん」に大別される。
「合成洗剤」の界面活性剤は、石油のほか、動物性、植物性の油脂から化学的に合成したもの。合成された界面活性剤は、何回すすいでも衣類の繊維について取れない。分解されず残った合成洗剤は、河川・海の生態系を破壊する原因になるとともに、水道水として再び私たちの元に戻り、私たちの身体に取り込まれていく。また「合成洗剤」には、界面活性剤以外に多くの添加物が入っている。
「せっけん」の界面活性剤は、動物性や植物性の油脂をアルカリで煮たもの。洗濯用せっけんには炭酸ソーダ（炭酸塩）が入っているものもある。純せっけんとは、脂肪酸ナトリウムまたは脂肪酸カリウムが、製品全体の98%を占めていて、その他の化学物質が含まれていない純粋なせっけんのこと。粉、液体、固形など形状は関係ない。くわしくは76ページを。

ブラックライト：
紫外線の光をだすライト。ブラックライトの光自体は人の目には見えないが、蛍光物質に光を当てると、それを吸収した蛍光物質が暗闇で光ってみえる。

column

「木のお弁当箱、かっこいいね」

陶磁器やガラスの食器は壊れやすく、子どもには危険だと思われるかもしれませんね。でも、「ていねいに扱わなければ、壊れる」ことを教える絶好のチャンスなのです。

また、木の素材はぬくもりがあり、壊れにくいので、子どもの食器には安心ですが、木の産地（放射能汚染）や塗装には気をつけてください。

木のお弁当箱は、木の調湿効果でご飯がふっくらし、天然の殺菌効果もあります。冷めたご飯でもおいしいのです。

最近は子ども用のかわいらしい木のお弁当箱も販売されています。わが子が小学生のとき、遠足に木のお弁当箱を持って行くと、同級生の子どもが「かっこいいね」と言ってくれたそうです。見る目あるなぁ〜、子どもだってあなどれませんよ。

木の製品は、お手入れがめんどうでしょうか。私は、当日洗えないときは、そのままにして、翌日に純せっけんで洗い、洗ったらすぐに拭いて乾かします。長時間水に浸けないように気をつければ、8年近く壊れることなく使えます。ウレタン等の塗装ではなく、昔ながらの漆塗装が安心です。完全に乾いたものはかぶれることはありません。良いものを大事に長く使う……。そんな体験を子どもにさせてあげたいものです。

防虫剤や殺虫剤の危険度

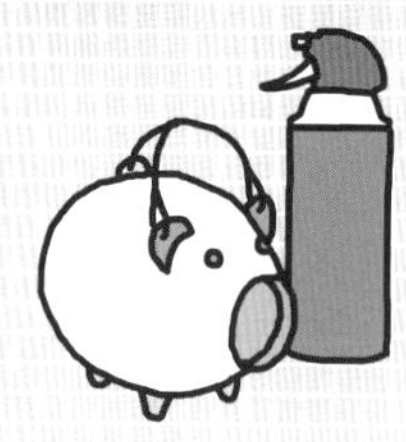

虫が苦手！　という人は少なくないかもしれません。手軽に虫退治ができ、生活の中から虫を一掃するための防虫剤や殺虫剤もたくさん販売されています。でも、虫を簡単に殺す薬は、人には害がないのでしょうか。防虫剤や殺虫剤の成分は、農薬の成分です。

1 衣類防虫剤

クローゼットや洋服ダンス、押し入れ、ひな人形の箱などに入れる防虫剤。衣替えのときなどに気軽に入れていたりしませんか。防虫剤には**内分泌かく乱化学物質***と指摘された「農薬」成分が使われています。

パラジクロロベンゼンは毒性が強く、アレルギーや発がん性が心配されている物質で、化学物質管理法（PRTR、42ページ）では、家庭からの有害物質排出量で２番目に多い物質です。一部の商品からは微量ですがダイオキシンが検出されています。ナフタリンも発がん性があり、強い疲労感、不眠といった症状が現れることがあります。

無臭タイプの防虫剤は、**合成ピレスロイド系***農薬を主成分としています。内分泌かく乱作用があるものもあり、発がん性も疑われています。殺虫剤成分に「○○リン」とついていれば、たいてい合成ピレスロイドです。無臭の防虫剤は使っていることをつい忘れてしまいがちですが、微量であっても農薬成分が使われていることを知っておきましょう。

どんな防虫剤も移染するうえ、気密性の低いタンスや箱からは24時間365日、成分が室内にもれ出ています。防虫剤の成分は空気より重く、床に近い低い場所にたまる性質があるので、ふとんを敷いて寝ている人は注意してください。

私の実家は防虫剤だらけでした（５ページ）。この防虫剤が、息子のアレルギーの一因ではないかと気づいてから、わが家では防虫剤類を一掃しました。虫食いは発生していません。

内分泌かく乱化学物質： プロローグ（14ページ参照）。

合成ピレスロイド系： 除虫菊に含まれるピレトリンに代わって化学合成されたのが合成ピレスロイド。天然のものより効果が安定しているが、健康へ悪影響があり、特に神経系への影響が懸念されている。EU（ヨーロッパ諸国連合）では2000年から段階的廃止に。ADHD（注意欠陥多動性障害）のリスクが高くなるとの指摘もある。合成ピレスロイド系の家庭用殺虫剤の成分（アレスリン、レスメトリン、ペルメトリン、エトフェンプロックスなど）は内分泌かく乱化学物質の疑いがある。合成ピレスロイドは、環境省の調査ではすべての３歳児の尿から検出されている（『life』370号）。

私の提案

①合成防虫剤は使用しない。虫食いの原因は、汚れやカビ。ほこりや汚れを落とし、しっかり乾燥させることで予防できる。しまう前にアイロンをかけると、虫の卵がついていても熱で死んでしまう。密封容器やジッパーつきポリ袋に入れてもよい。
②もし防虫剤を使用したら、洗濯してから着る。洗えない場合は風通しのよいところに２～３日干して防虫成分を飛ばす。
③防虫剤は天然のものを使ったり、手作りする（47 ページ）。天然のヒノキやクスノキの端材でつくられたブロックや防虫剤、北海道北見市の食用のハッカ、沖縄の月桃エキスなどがおすすめ。ただし、天然でもアレルギーがでる場合があるので、少量から試し、換気も忘れずに行う。
④人形や衣類をしまう場所は、定期的に掃除、換気をする。虫はジメジメして温かい場所を好むので、風通しを良くすることが大切。

2　殺虫剤、蚊取り線香

「虫に厳しく人にやさしい殺虫剤」はありません。「胃にやさしい痛み止め」がないのと同じです。網戸にまで殺虫剤をスプレーする人が増えていますが、多くの殺虫剤はピレスロイド系の殺虫剤で残留性があり、内分泌かく乱化学物質の疑いのあるものです。スプレー式や電気マット式の殺虫剤、**くん煙殺虫剤***、吊るしておくだけで虫を殺す蒸散性（揮発性）殺虫剤などの成分は、主に有機リン系農薬やピレスロイド系の農薬で、コバエを香りで誘引するトラップの成分は、**ネオニコチノイド系農薬***です。

夏の風物詩といわれる蚊取り線香の成分は、内分泌かく乱化学物質のアレスリンです。最近、殺虫成分を従来の３倍にし、香り付けまでした蚊取り線香も発売されましたが、使ってはいけません。

くん煙殺虫剤：
ピレスロイド等の薬剤に発熱剤などを加え、発熱を利用して殺虫成分を拡散させる殺虫剤。薬剤が短時間に勢いよく拡散、揮発し、室内に充満することで、害虫を殺す。狭い隙間や家具の裏まで成分が行き届き、残留する。

ネオニコチノイド系農薬：
29、30 ページ参照。

殺虫剤の危害報告：
2002年8月、国民生活センター「1回使い切りタイプの殺虫剤の室内残存量を調べる」
http://www.kokusen.go.jp/news/data/n-20020807_1.html

国民生活センターが、バルサンなど一回使い切りタイプの殺虫剤を使用した後、室内にどれくらいの殺虫成分が残っているかを検証しました。すると、どの製品も殺虫成分はスプレー式殺虫剤1本分の量に相当し、十分な換気後もカーテン、壁紙、床板などに殺虫成分が残っていました。このタイプの殺虫剤は手軽な一方、使用量が調節できず、一度に大量の殺虫成分が使われるため**危害報告も多い商品**＊です。

室内で使った殺虫剤は、使ったときだけでなく、壁やカーテン、ソファなどに「移染」し、人の体内に取り込まれ続けているのです。

私の提案

①殺虫剤は極力使わない工夫をする。
- 飲食の残り物はそのつど片付ける。
- ゴミ箱のふたはきちんと閉める。
- 定期的に排水溝や三角コーナーに熱湯をかける。
- ビールや清涼飲料水の空き缶、食品パックなどは水ですすいでから捨てる。（以上、ハエ・ゴキブリ）
- アリに困ったら侵入口を見つけてふさぐか、巣に熱湯をかける。侵入口付近に新品の輪ゴムをたくさん並べておく（アリはゴムのにおいを嫌う）。酢水をスプレーしたり、酢水を絞った雑巾で床を拭く。
- 庭のバケツやジョウロなどに水をためておかない。（蚊）

②ハーブや柑橘系の木や果実を、家のまわりに植える。
③無農薬みかんの皮を乾燥させ耐熱皿に入れ、燃やす（皮に含まれる精油成分が揮発して虫がこなくなる。ゴキブリにも効果がある）。
④無農薬の蚊帳を利用する。天然成分だけの蚊取り線香にする。ただし、天然でもアレルギー発症の報告はあるため、過敏症状に気をつける。
⑤どうしても虫を遠ざけたい場合は、
- ミントの葉っぱをちぎって、食材のまわりに置くと、ハエ除けに効果がある。
- ハエたたきを使う。昔ながらのこの方法が、最もよい。

知っていると便利！中毒110番

殺虫剤や動植物の毒などによる事故が起きたら、すぐに専門機関に。

▶大阪中毒110番
072-727-2499
（24時間対応）

▶つくば中毒110番
029-852-9999
（9時～21時対応）

手作り防虫剤

銀杏（いちょう）の葉に含まれるシキミ酸やギンコール酸に防虫効果があります。

①銀杏の葉を洗って汚れをよく落とす。
②3～4日間干して乾かす。
③綿や絹の小袋やきんちゃくに、15枚くらい入れて口を閉じる。
④タンスの引き出し、衣装箱などに入れておく。小びんに入れてタンスの隅に置いてもよい。

※効果は2年くらい続きます。本に栞のように挟んでおくと、本に虫がつきません。まれに、触るとアレルギーを起こす人がいるので、心配な人は素手で触らないようにしましょう。

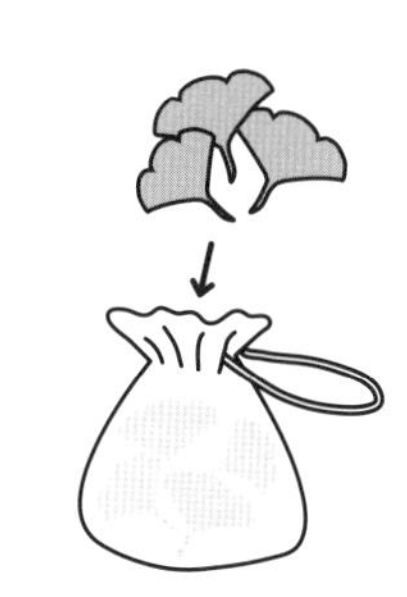

3　虫除け剤

乳幼児が蚊に刺されると、皮膚が薄く免疫力が弱いので、大きく腫れたり、掻きむしってとびひになってしまうこともあります。虫除け剤は、スプレー、ローション、ティッシュ、シール、携帯用など種類も豊富ですが、成分はほとんどディートです。

ディート（ジエチルトルアミド）は、米軍がジャングル戦で害虫から兵士を守るために開発された化学物質。主に中枢神経に作用し、けいれん、妄想、アレルギー、発がん性、遺伝毒性（遺伝子に障害を与える性質）などが報告されています。知らずに、他の薬剤と同時に使うと毒性が強まり、重度の神経障害を起こすことも報告されています。そのためアメリカやカナダでは使用が厳しく規制されています。

日本でも、**2005年に厚生労働省が使用上の注意を出しました***（次ページ）。細かい使用規制は現実的ではありません。

ディート以外の虫除け剤では、合成ピレスロイドが一般的です。ユーカリ精油など虫が嫌うハーブを配合した製品もありますが、合成香料やパラベンなどの添加物が入っているものもあるので、注意が必要です。

また、天然ハーブでもアレルギーが報告されています。シール型の虫除け剤で体調を崩した人もいます。

特殊な病気がない限り、子どもは虫に刺されながら免疫をつけ、丈夫になります。安易に虫除け剤に頼らず、子どもの成長を見守りましょう。1歳未満の赤ちゃんは虫除け剤の必要な場所や時間帯の外出は控えましょう。

私の提案

①天然成分の安全な虫除けスプレーを選ぶか、自分で作る(93ページ)。

②蚊は人の体温や汗、吐き出す二酸化炭素に寄ってくる。朝と夕方の5～7時頃に活発に活動するので、この時間帯の外出に特に気をつける。

③山や海へ出かけるときは、長袖、長ズボン、帽子。白っぽい色の服を着ること。

④ハチは香料の香りに寄ってくるので、合成洗剤や柔軟剤、シャンプーやリンス、整髪料などの香りを身につけない。濡れタオルを持ち歩き、汗をかいたらこまめに拭く。

厚生労働省のディート使用上の注意事項：

厚生労働省医薬食品局安全対策課は、ディートの一般用医薬品について、下記の注意をしている。

▶漫然な使用を避け、蚊、ブユ（ブヨ）等が多い戸外での使用等、必要な場合にのみ使用すること。

▶小児（12歳未満）に使用させる場合には、保護者等の指導監督の下で、以下の回数を目安に使用すること。なお、顔には使用しないこと。

▶6か月未満の乳児には使用しない。6か月以上2歳未満は1日1回。2歳以上12歳未満は、1日1～3回。

▶目に入ったり、飲んだり、なめたり、吸い込んだりすることがないようにし、塗布した手で目をこすらないこと。万一目に入った場合には、すぐに大量の水又はぬるま湯でよく洗い流すこと。また、具合が悪くなる等の症状が現れた場合には、直ちに、本剤にエタノールとディートが含まれていることを医師に告げて診療を受けること。

http://www.mhlw.go.jp/topics/2005/08/tp0824-1.html

column

農薬蚊帳（かや）〜アフリカの子どもが危ない！

ユニセフが「マラリアからアフリカの子どもたちを救おう」と、農薬ペルメトリンを練り込んだ蚊帳『オリセット』を大量にアフリカに送っています。子どもや妊婦をマラリアから守るのが目的だそうです。『オリセット』は住友化学が開発。普及という形で日本政府（ODA）や国際協力機構（JICA)、WHOも関わっています。

この蚊帳の網目はわざわざ蚊が通れる大きさにし、網目には農薬が練り込まれ、蚊がそこを通ると農薬に触れて死ぬようにしてあるのです。住友化学は自社の農薬を使うため、あえてこうした蚊帳を作っているのです。

蚊帳に使われているペルメトリンは合成ピレスロイドで、天然の除虫菊の成分とは違います。環境省の「環境ホルモンの疑いがある化学物質」のリストにあり、発がん性や子どもの脳への影響も指摘されています。

この蚊帳の使用上の注意には「なめたりしないこと。触れたら手を洗うように！」と書かれています。蚊帳は手でめくって中に入るもの。中に入った子どもは蚊帳に触れないでいられるでしょうか。いったい、いつ手を洗うのでしょうか。

日本ユニセフ協会のホームページには、「ユニセフは殺虫剤入りの蚊帳の世界最大の調達先であり、…こうした蚊帳は妊産婦や幼い子どもに配られます」とあります。さらに驚いたことには、東京のユニセフブースでは、この蚊帳の横に、「蚊帳に触った人は手を拭いてください」と濡れティシュが置いてあるのです。

実は、すでに日本のNPO『サパ＝西アフリカの人達を支援する会』が、ギニア産の殺虫剤を使わない蚊帳を現地で調達し、マラリアの罹患率を大幅に下げていたのです。この蚊帳は、もちろん網の目が細かく、蚊が通れない普通の蚊帳です。

マラリア：ハマダラ蚊を媒介して罹患する病。アフリカなどで年間約200万人の子どもが犠牲に。
農薬蚊帳オリセット：殺虫成分が徐々にしみでるため、洗っても5年間は効力が持続。住友化学では、人道支援の名のもとに「農薬蚊帳」の製造工場をナイジェリアに新設予定。
ODA（政府開発援助）：先進国が、発展途上国に対して行う金銭的、技術的な援助。国が無償援助を直接行うものと、ユニセフなどの国際機関が間接的に融資するものがある。日本は世界第2位の額を公的資金から出資しているが、無償援助の割合が低く、自国の国益を優先しているという批判がある。
国際協力機構（JICA）：日本のODAの実施機関のひとつ。
サパ＝西アフリカの人達を支援する会：公的資金に頼らず、寄付、物品販売などで、アフリカのギニアおよび隣国ギニアビサウで貧困解消のために活動。日本国内では、主に西アフリカの文化紹介と現地活動を支えるためのファンドレイジングなど。2015年2月解散。

ちょっと心配な香り

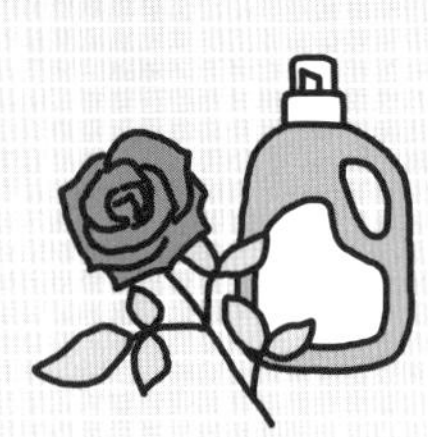

“香りブーム”というのでしょうか。芳香剤はもちろん、合成洗剤や柔軟剤、入浴剤、マスクや花の肥料にまで香りがつけられています。日本で使用されている香料のうち、天然香料はたったの5％。残りの95％は石油原料の合成香料で、その数は5000以上。香りのせいで、体調を崩す人もいます。

1 洗浄剤による香り ～洗剤、柔軟剤、スキンケア用品

全国の主婦800人を対象に、柔軟剤に何を求めるかを聞いた**アンケート結果***によると、1位が「香り」で、その香りに「自己表現」や「癒し」を求めているのだそうです。やわらかい仕上がりや肌ざわりよりも、香りがトップ。でも、柔軟剤や洗剤などに使われている香料は、何が原料であってもすべて「香料」としか表示されません。

昔は、「残り香」とか「移り香」などと呼ばれる微かな香りが、ちょっと危険な大人の文化をかもし出していましたが、現代の香料は香りのレベルをはるかに超えて、別の意味で危険です。

柔軟剤*は、水で流しても残留するので皮膚粘膜に刺激作用があり、毒性や刺激性は洗剤の10～50倍以上といわれています。そして、合成香料には、内分泌かく乱作用のあるものもあり、発がん性、免疫系や生殖器などへの影響が指摘されています。

香り付きの柔軟剤は、汗や動きに反応して香ったり、洗っても香りが3カ月落ちないなどエスカレートしています。最近は「洗濯機に入れる香水」というキャッチフレーズで香り付けだけを目的にした商品まででてきました。これらの製品の中には**イソシアネート***という猛毒物質が使われていると市民団体から報告されています。

香料の刺激は、鼻の奥から嗅細胞を通じて脳神経に送り込まれることで「におい」として感じます。また、呼吸を通して肺に届き、そこから血流にのって全身に運ばれたり、皮膚から毛細血管を通して全身に運ばれます。ですから、香料

柔軟剤に何を求めるかを聞いたアンケート：
株式会社シタシオンジャパンが、全国の主婦800名を対象に、柔軟剤に求める価値についての調査を実施した。実施期間＝2012年10月24～26日
https://www.citation.co.jp/topicshtml/
柔軟剤の利用に関する意識・実態調査

柔軟剤：
柔軟剤には、合成界面活性剤、アントラニル酸メチル、ジヒドロキシジメチル安息香酸メチル、合成ムスク、合成香料など多種多様の化学物質が使用されている。柔軟剤は衣類に成分を残すことが目的なので、肌に直接触れるものにはいっそう注意が必要。揮発する成分は、着ている間中、呼吸から吸い込むことになり危険。

製品の使用量に比例して人の血中濃度も高くなっているのです。

妊娠中、おなかの赤ちゃんは、においを感じているのでしょうか。胎児は、妊娠28週ごろから羊水のにおいを嗅ぎ分けるといわれています。生後1日では母乳のにおいを嗅ぎ、6カ月ごろにはおかあさんのにおいも判別できるようになるそうです。おかあさんが香料製品を使い続けていると、妊娠中は胎盤を通り抜けて胎児に届きます。母乳からも香り成分が検出されているので、赤ちゃんは生まれてからもずっと人工の香りにさらされることになります。

人の嗅覚は、危険から身を守るため早くから発達が進む器官ですが、人がにおいを感じる時間はおよそ15分。その後、しだいににおいを感じなくなり、自分の香りがどの程度で、どこまで漂っているのかはわからなくなります。自分の好きな香りが、他人の健康被害を生み出しているかもしれないのに、自分では気がつかないのです。子どもが化学物質の影響を受けやすいことを考えると、香料製品は使わないことです。保育園や学校では、教室にこもった柔軟剤などの香りで苦痛を訴える子どもが増えています。

イソシアネート：
ソファやクッション、靴底やカバンなど身近なポリウレタン製品や、道路や建築に使われるアスファルトやコンクリート、塗料や接着剤としても使われるほか、家具、電気器具、医療・介護用品、建築資材などあらゆるところで使用されている。さらに、柔軟剤などの香りを閉じ込めるアロマカプセルの壁材などとしても使用されていることが判明。一般の化学物質に比べて、においを感じる前のごく薄い濃度でも目や、皮膚、呼吸器の症状を起こす。

私の提案

①香り付けした製品は使わない。
②少なくとも妊娠中と育児中は使わない。
③香料製品を使う習慣のある人は、使い過ぎに注意。
④合成香料の危険性を子どもにも伝える。

メルボルン大学のアン・スタイネマン教授らは、この10年間でアメリカ人（成人）で化学物質に過敏な人は2倍以上、化学物質過敏症（MCS）であると診断された人は3倍以上増加していることを発見しました。MCSの人の71％はぜん息持ちであり、86.2％は消臭スプレー、香料入り洗濯用品、洗浄剤、香り付けされた製品、香料入りロウソク、香水、および、からだに使う化粧品のような香料入り製品から健康への影響を受けているといいます（「ScienceDaily」2018年3

月 14 日)。

また、小学校高学年くらいになると、子ども自身が香りを選んだり求めたりし始めます。におい付きの洗剤や消しゴムなどの文具で、友達が使っているものと同じ香りを欲しがったりしますが、香料で苦しむ友達もいることを話してあげてください。

2 制汗剤の香り ～スプレー、ロールオン、拭き取りタイプ

都市部に住む男女 600 人にアンケートを実施したところ、「オフィスで他人のニオイが気になる」と回答した人は約 88%、別の調査で「自分のニオイが気になる」は約 98%だったとか*。実際に他人が不快だと感じるほどの体臭がある人は、全体の 1 割もいないそうですが、ドラッグストアには様々な制汗剤が並んでいます。あなたも、他人や自分の体臭、気になりますか？

体臭の原因だと思われている汗は、本来、ほとんどにおいはなく、においの原因は汚れと汗の水分をエサに増殖した細菌です。人は一日中部屋でゴロゴロしていても約 500cc 以上の汗をかきます。その汗は、肌を乾燥から防いでくれているのですが、体臭を悪者にしたコマーシャルのせいで制汗剤を使用する人が後をたちません。

制汗剤は毛穴をふさぐので、体内の老廃物が排出しづらくなります。その主成分はアルミニウム塩ですが、皮膚からの吸収が早く、残留します。刺激があり、神経毒性や**エストロゲン***に似た作用があり、乳がんのリスクを高めるという指摘があります。

アルミニウムフリーでも発がん性のある抗菌剤や保存料の**パラベン***、合成香料などが入っています。イギリスのレディング大学では、乳がん患者から摘出した腫瘍のすべてからパラベンが検出されたと報告しています*。

実は、体臭は種の保存にとても重要な役割をしています。男性はフェロモンを出し、女性は無意識のうちにそのにおいを嗅ぎ分けて、自分にあった遺伝子をもつ（病気に強い子ど

においに関する調査：
http://www.brasyna.com/news/detail/10
http://annonshop.com/survey.php
http://womantype.jp/wt/feauture/11271

エストロゲン：
女性ホルモンの 1 つで女性のからだの機能と健康に重要な働きをしているホルモン。

パラベン：
保存料。正式名称はパラオキシ安息香酸エステル。栄養ドリンクからシャンプーまで幅広く使用されているが、内分泌かく乱作用が指摘されていて、欧州の環境問題グループは使用禁止を求めている。最も広く用いられるパラベンはメチルパラベン、プロピルパラベン、ブチルパラベン。特にプロピルパラベン、ブチルパラベンは危険度が高いが、日本では、何を使っていても「パラベン」と表示される。

もが作れる）相手を選んでいるそうです。だから、軽々しく自分の体臭を消したり、変えたりしてはいけないのです。

私の提案

①よい汗をかくためには、積極的に汗をかき、汗腺を鍛える。
②汗をかいたらシャワーを浴びたり、からだを拭いて下着をこまめに取り替える。
③腋の下の汗には、汗取り用のパッドを利用する。
④手作りのセスキ炭酸ソーダ水スプレーを活用する。（103ページ）

よい汗をかくためには、肉類や脂質の摂取を少し控え、野菜や果物からビタミンCやE、食物繊維を十分に摂取しましょう。ストレスをためないようにし、適度な運動をすることも大切です。

イギリスのレディング大学の報告：
イギリスのレディング大学生物科学部のPhilippa Darbre博士は、「Journal of Applied Toxicology」（応用毒物学）誌で2004年に乳がん患者20人の乳房腫瘍細胞組織を分析した結果、全員からパラベン（発がん物質）が発見されたと発表した。
https://www.dailymail.co.uk/health/article-2085585/Parabens-Chemical-everyday-items-needs-investigation-scientists-discover-tumours-ALL-breast-cancer-patients.html

3 精油の香り ～エッセンシャルオイル、アロマオイル

「アロマオイルなら大丈夫」と思っている人も多いかもしれません。「エッセンシャルオイル」や「アロマオイル」は天然をイメージさせますが、残念ながら市販されているオイルのほとんどが合成香料です。

私たちが普段“アロマ”と呼んでいるものは、成分によって大きくエッセンシャルオイルとアロマオイルに分けられます。エッセンシャルオイル（精油）とは、植物の花、茎、根、果皮などから抽出される100％天然の、香りのある液体のことです。一方、アロマオイルは精油をアルコールや溶剤、合成香料などで薄めたものとして区別しているようですが、明確な定義や製造方法に統一的な規格はありません。

たとえば、バラのエッセンシャルオイルを1kg作るためには、5tのバラが必要です。このようにエッセンシャルオイルは、大変稀少なものなのですが、適正価格にするととても高価で売れないため、水増ししたり、合成香料を混ぜたり

安全データシート：
有害の恐れのある化学物質を含む製品を譲渡または提供する場合に、示さなければいけない情報文書。

して販売することが多いようです。また、オーガニックグレードのオイルでも、残留農薬を確認するのは困難だといいます。ですから、エッセンシャルオイルなら安全かというと、必ずしもそうとはいえないのです。しかも、日本ではオイルは雑貨扱いなので、**安全データシート***の作製も義務づけられていません。最近、空港やホテル、図書館などで、香りのサービスと称して自動的に"アロマ"を漂わせている場所があるようです。不特定多数の人、特に子どもが集う場所で強制的に吸わされる香りに危険はないのでしょうか。

アロマブームで、香料アレルギーやぜん息を起こす人が増えています。アロマテラピストの皮膚炎も職業病として報告され始めたため、アロマオイルやエッセンシャルオイルの安全性の見直しが、世界中で始まっています。また、香りブームで原料の植物の乱獲やプランテーションによる環境破壊が起きています。あなたの好きな香りが途上国の自然を壊しているかもしれません。

私の提案

①精油を使う場合は、信頼できるお店で栽培、製造方法などを確認し、自主的に安全データを公表している精油を選ぶ。
②マッサージなどを受ける場合は、アロマテラピストが有資格者であること（日本では公的な資格ではないがとりあえず）、使用している精油がオーガニックなど安全性の高いものであるところで受ける。
③公的機関や不特定多数の人が出入りする場所での芳香サービス、特に図書館や塾など子どもが集まる場所での使用はやめるようお願いする。また「安全データシート」の提示を求める。
④「天然アロマ配合」と記載されている洗剤やシャンプー、化粧品類は、原料の安全性が不明なものは避ける。
⑤妊娠中や子どもがいる家庭では使用しない。
⑥精油は必ず薄めて使うこと。

column

ホテルや旅館、レストランの芳香剤をチェック！

家族で旅館に宿泊したときのことです。旅館に到着してまもなく息子は、鼻水と咳がではじめました。調べてみると部屋の外にあるトイレに芳香剤が何個も置かれていました。トイレを開け閉めするたびにそのにおいが廊下から部屋中に流れてきます。すぐに芳香剤を撤去していただきましたが、症状は家に帰っても続きました。

北海道の温泉街にある5つ星ホテルに予約を入れたとき担当者はこういいました。「お客様が帰られたあとは必ずファブリーズを使用しています!」と。また、有名リゾート地の民宿では、毎年民宿業者が集まる会議の一番の議題は「トイレの芳香剤を何にするか」だそうです。どちらも悪意はなく「おもてなし」の一環だと思っているようです。それからは、ホテルや旅館を予約する際には事前に芳香剤の有無を確認し、使用してあると答えた施設には、撤去と窓開け換気、室内を水拭きしてもらうようにしています。「そんなことしてくれるの?」と思いますか?　大丈夫。99%の施設は快く引き受けてくださいます。そればかりか、アメニティはどうするか、備え付けのせっけんは大丈夫か、浴衣やタオルは合成洗剤で洗っているが大丈夫かなどと聞いてくださいます。

みなさんが宿泊施設にお泊りの際には、アンケート用紙に、「合成シャンプーやリンス、化粧品類は、いらない」「浴室には純せっけんを置いてほしい」「消臭剤はいらない。掃除は水拭きと窓あけ換気で」と書いてください。そのひとことが、積もり積もれば、空気汚染が軽減された“安心して泊まれる宿泊施設”へと変わっていくのです。

北海道・小樽の温泉地にあるホテルでは「香水をご利用の方はお部屋に香りが残らないようお願いします」と書かれたボードが室内に置かれていました。

東京の一流ホテルでは、芳香剤はもちろん職員の香り付けは一切禁止しています。

レストランなど食事を提供する施設で芳香剤を使っていれば、そこは味が疑わしいということです。なぜなら、シェフは鼻が命だからです。

4 室内用の香り ～芳香剤、消臭剤

トイレボール：
黄色や赤いボール状のトイレの消臭剤。特有の刺激臭があり、そのニオイでトイレの悪臭を防ぐ（隠す）もの。発がん性があり、ドイツではトイレでの使用は禁止されている。

2001年に国民生活センターが行ったテスト：
国民生活センター
http://www.kokusen.go.jp/news/data/n-20010606_1.html

お客さんが来るときには部屋を良い香りにしなくては、とか、トイレや車には芳香剤や消臭剤を置くものだと、思い込んでいませんか。本当に必要でしょうか？ 「息子の部屋がくさい」とか「焼き肉のにおいがとれない」とか、気になりますか？ もしかしたら企業の宣伝戦略にのせられてしまっているのかもしれません。

▶芳香剤

芳香剤には、合成香料、合成界面活性剤、除菌剤、ホルムアルデヒド、アルコール、パラジクロロベンゼンなどが使用されています。

2012年の横浜国立大学の実験では、**トイレボール***を吊るしていると、成分のパラジクロロベンゼンが家の外の80 m先まで広がったという驚きの結果がでています。

置き型の芳香・消臭剤の調査では、多くの商品で室内空気汚染は基準値を超え、香り付き製品ほど汚染が強いという結果がでています。アメリカ国立衛生研究所では、芳香剤は肺の機能を低下させると警告しています。

狭い車内に芳香剤を置き、車内の温度が上がると、有害物質が大量に揮発し、シックハウスならぬシックカー状態になります。排気ガスまで芳香剤の香りがし、乗っている人にもしっかり香りが移染します。

お香の煙の中には、遺伝物質を変化させる可能性のある物質が含まれています。中国華南理工大学が2015年に行った実験では、4種類のお香のサンプルに64種類の合成化学物質が使われていました。細胞や遺伝子が傷つきやすくなるということです。

▶消臭剤

香りのしない消臭剤なら安心でしょうか。**2001年に国民生活センターが行ったテスト***では、消臭剤を6畳間で使用すると、5銘柄中4つの銘柄で基準値を超え、換気をしないと30分経過しても室内空気汚染が基準値を超えていたとい

う結果がでました。

1999年のアメリカバーモント州アンダーソン研究所のマウスの実験では、固形の消臭剤でマウスに呼吸困難が発生したと報告されています。

ファブリーズなどのスプレー型消臭剤は、噴霧したときに吸い込んだり、肌についたりしますが、雑貨品だという理由で成分の表示義務がありません。しかし、**ファブリーズの除菌成分***Quat（クウォット）については、四級アンモニウム化合物（塩化ベンザルコニウム）だと推測されています。この物質は病院で使う消毒薬で、皮膚や粘膜に刺激があり、アレルギーの原因になります。四級アンモニウム化合物を使った**マウスの研究***では、メスは繁殖適齢時期でも排卵が減少し発情時間が短くなり、オスは精子密度が低く、卵子に向かう精子の運動も非力で妊娠しづらい、という結果がでています。

ファブリーズの除菌成分：
成分の情報公開を求めても「社外秘」として非公開。使用した市民からは、目の痛み、かゆみ、咳、のどの違和感、頭痛、室内犬がけいれんした、などの報告がある。

マウスの研究：
バージニア工科大学の科学者らの研究（2015年）。
Environmental Health News, November 12, 2015 Germ-killing bathroom sprays appear to weaken fertility

私の提案

①芳香剤、消臭剤は使わず、窓を開けて換気する。または換気扇を動かす。
②こまめな掃除と洗濯でにおいの原因を取り除く。
③消臭剤や芳香剤をスプレーしたら、窓を開けて換気をし、消臭剤の霧がかかったところは、水拭きする。子どもの触れる場所、おもちゃには使用しない。
④旅館など宿泊施設を予約するときは、「芳香剤・消臭剤不使用」をお願いする。
⑤香りが欲しい方は、無農薬の手作りポプリやコーヒーかすなどを利用してみる。
⑥びんに重曹を入れ、ふたをせずに戸棚や靴箱に置くと消臭できる。

機密性の高い建物では、化学物質が外に出されることが少ないので、特に換気を十分に行いましょう。

消臭や芳香のためにお香を焚く人もいますが、一般的なお香には接着剤や増量剤、合成香料や着色料などが使われています。原材料の産地によっては、放射性物質が揮発します。

馬場水車場のお香：
http://www.100percent.co.jp/natural/view/688

またロウソクは精製が不十分だと有害物質が放散されるので、蜜蝋や大豆由来の上質なロウソクを選ぶとよいでしょう。
　たとえば、香炉にほうじ茶をのせて焚くと、香ばしいお茶の香りが楽しめます。また、福岡県八女市で作られている「**馬場水車場のお香**」* は、奥八女杉葉とタブ葉のみで作られた安全なお線香です。

column

衣類の消臭スプレーは効果ある？

　コートやスーツなど、すぐに洗濯できないものにタバコや料理のにおいがついてしまったらどうしますか?
　エフシージー総合研究所生活科学研究室のスタッフが、衣類についたにおいを身近なグッズを使ってどの程度取れるのかを実験してみました。
　試したのはタバコのにおいで、消臭グッズとして用意したのは、
（1）アイロンのスチーム（強・弱）、（2）霧吹きの水、（3）消臭スプレー（無香タイプ）、（4）ドライヤー（温風）、（5）ドライヤー（冷風）の5種類。
　さて、結果は?　脱臭効果が最も高かったのは（1）のアイロンのスチーム（強）で、回数を増やすことで、効果が高まったそうです。アイロンのスチームは、においの原因物質を水に吸わせて吹き飛ばすことで除去したようですが、それ以外のグッズでは大きな差はありませんでした。（4）と（5）のドライヤーは、風でにおいを吹き飛ばすことで脱臭しますが、温風と冷風で差はなく、気になる（3）の消臭スプレーは、タバコのにおいと消臭剤の成分が混ざったにおいが残ったそうです。さらに 30 分後には、（3）の消臭スプレー以外はすべてにおいが弱まっていたということです。
　いかがですか。若いおかあさんを対象にした講演会では、約8割の方が消臭剤を使った経験がありました。私は消臭剤の効果より、テレビの宣伝効果に毎回驚いています。
　衣類についたにおいは、アイロンのスチームをあてなくても、消臭スプレーを使わなくても、玄関や使用していない部屋に干し（外ならもっとよい）、軽くはらっておけば自然にとれていきます。そして、続けて同じものを着ないこと。
　効果のない消臭スプレーにお金を払って買って、しかも人への影響を考えると、大きなマイナスだと思いませんか。

5 化粧品の香り ～化粧品、香水、マニキュア

中国のお土産にバラの香りのする美肌クリームをいただいたことがあります。使っているうちに変化がありました。私の肌にではなく、息子にです。そのクリームを塗ってから一緒にふとんに入ると、必ず息子にぜん息発作が起きたのです。皮膚に直接つける化粧品類は毛細血管から吸収され、全身にまわります。私は息子に助けられたのかもしれません。

化粧品、香水類、シャンプーやリンスの中には、内分泌かく乱作用が指摘されている**フタル酸エステル***が検出されるものがあります（**北京市疾病予防抑制センター発表***）。動物実験で、生殖系への影響、不妊、アレルギーや発がん性も指摘されている化学物質です。

フタル酸エステルは、主にプラスチックをやわらかくするための添加剤として使われますが、スキンケア製品にも使われていて、香水類では90%以上、スキンケア用品では47%、シャンプー・リンス類では30%から検出されています。フタル酸エステルは、化粧品類では香りを長持ちさせたり、マニキュアなどの硬度調整剤として添加されていますが、商品のラベルには「香料」としか書かれていない場合がほとんどです。

マニキュアの添加剤で最近問題になっているのが、やはり内分泌かく乱作用が指摘されている**リン酸トリフェニル***です。2015年、アメリカの環境団体（EWG）は、爪から成分が吸収されると24時間以内に体内濃度が7倍にもなると発表しました（**「米大手化粧品会社のマニキュアに環境ホルモン」***）。

リン酸トリフェニルは、家具などのウレタンフォームなどにも使われているため、住宅のほこりにも含まれていますが、女性は男性の2倍検出されたことから、マニキュアなど化粧品類からの吸収が疑われています。日本の母親の86%の母乳からも検出されたという調査もあります。

フタル酸エステル：
36ページ参照。

北京市疾病予防抑制センター発表：
中国新聞社が掲載（2010年10月）。

マニキュアのリン酸トリフェニル：
別名トリフェニルリン。マニキュアを塗りやすく剥がれにくくするために使用。アメリカで尿中代謝物濃度を測定したところ大人の95%、子どもの100%の尿から検出（2015年）。日本で販売されているマニキュアのレブロン、メイベリンニューヨークなどに含まれていた。

米大手化粧品会社のマニキュアに環境ホルモン：
植田武智「米大手化粧品会社のマニキュアに環境ホルモン　妊娠中の使用で子どもの生活習慣病リスク増大」（『週刊金曜日』2015年11月6日号）

私の提案

①成分表示を確認し、なるべく成分数の少ない化粧品を選ぶ。
・表記のないフタル酸が使用されている確率が高いので無香料のものを選ぶ。
②基礎化粧品は高純度ワセリン（サンホワイト）がおすすめ。（107ページ「わが家の保湿軟膏」）
③「ノーメイク」の日をつくる。
④マニキュアや付け爪、ネイルアートなどは、極力控える。

薬事法の改正：
2001年4月から、薬事法の改正により、化粧品には「表示指定成分（アレルギーなどを起こす恐れがある物質102の成分＋香料）」ではなく、含まれている全成分を表示する「全成分表示」になった。つまり、有害なものから無害なものまで（たとえば水や天然エキスなど）すべて表示されている。「全成分表示」で、成分がすべて表示されてしまうと、この中で有害なものは何なのか見つけることは、かえって難しい。消費者に優しくない。

6 合成香料

REACH：
2007年から実施されたヨーロッパにおける新化学物質規制。人の健康と環境の保護を目的に化学物質の使用を管理する。

代表的な合成香料の１つである「合成ムスク（ジャコウ）」は、内分泌かく乱作用が指摘されている化学物質です。EU（欧州委員会）は、REACH*に基づき、製造・使用の規制を始めています。日本は業界が一部を自主規制していますが、まだ、多くのパーソナルケア商品に使われていて、私たちの家庭の排水溝から流されています。

天然のムスクは、ヒマラヤなどに生息するジャコウシカのおなかから採れる香料ですが、ジャコウを採取するために乱獲されたジャコウシカは、絶滅の危機に瀕し、現在はワシントン条約によって商業目的の取引は禁止されています。現在、世界で使用されているムスクのほとんどが合成のムスクです。

合成ムスクは、有明海と八代海に生息する海洋生物のほぼすべてから検出され、イルカの汚染は、1980年代半ばから増加し、今も汚染は進行しています（**「新規有害化学物質『合成香料』によるヒトおよび生態系の汚染とリスク評価に関する研究」**＊）。

合成ムスクは、簡単に分解できないうえ、生物に蓄積しやすいのです。人では母乳や脂肪に蓄積し、ホルモン作用を弱めると報告されています。

汚染は海だけではありません。農地で使用する肥料の中からも合成香料が高濃度で見つかっています。それは、パーソナルケア製品に含まれる香料が、家庭の排水溝から流され、下水処理場で除去されないまま汚泥として肥料工場に送られていたからです。汚泥に含まれた合成香料は、堆肥をつくる過程でも除去することができなかったのです。

2011年に神奈川県が、国内で売られている柔軟剤15点の香りを調べた結果、香りの強さをあらわす臭気指数は、ほとんどの製品が工場排水の規制値並みだったそうです。これは、公害の１つである「悪臭」です。

このように環境中に放たれた合成香料の成分は、分解されず海や農地、空気中から検出されているのです。香料による環境汚染は、世界中で問題になっています。そろそろ本気で使うのをやめませんか。

私の提案

微香であっても合成香料製品は使わない。

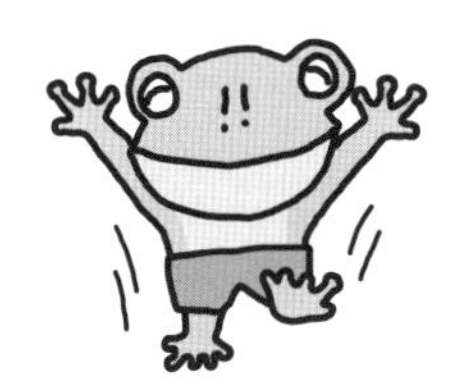

新規有害化学物質「合成香料」によるヒトおよび生態系の汚染とリスク評価に関する研究：
2005 ～ 2007年
https://kaken.nii.ac.jp/ja/grant/KAKENHI-PROJECT-17310038/

column

始まった「香料自粛」の呼びかけ

幼稚園や学校でも“香料”を使った製品に苦しむ子どもたちが増え、「個人の嗜好」ではすまされなくなってきています。

宇都宮市のたんぽぽ保育園では、専門家を招き保護者向けに「におい」や「洗剤」に関する講習会を開きました。一部の園児の服から漂う柔軟剤や洗剤のにおいで子どもたちから「頭が痛くなる」「苦しくなる」などの苦情がでたためです。

名古屋市の小学校では、保護者あての『学校通信』で、「子どもによっては、保護者の整髪料や香水などに反応して息が苦しくなるなどのアレルギー症状がでるようです。(来校の際には)鼻やのどを刺激するような整髪料や香水を控えていただくと、大変助かります」と呼びかけています。

小樽市の中学校では『学級通信』の中で「制汗剤や香水で具合が悪くなり、授業に集中できなくなれば授業を受ける権利の侵害だ」と書いています。

岐阜大学では、大学保健管理センターが、「香料自粛のお願い」というニュースを発行しました。化学物質過敏症や香料について、新聞報道の一例を挙げて、学生だけでなく職員にも香料の自粛を呼びかけています。

自治体も動きだしました。岐阜市をはじめ、倉敷市、狭山市、吹田市、札幌市など多くの自治体が「化学物質過敏症の方にご理解を」と香料自粛の呼びかけを市や県の広報誌やホームページ等で行っています。

海外ではどうでしょう。

カナダでは、「香水禁止条例」が制定され、学校、図書館、病院、裁判所のほか、職場や劇場、店舗など公共の建物すべてにおいて、香水の使用が禁止されています。たとえば、キングストン総合病院では、同僚の香水やコロンなどで重い気道過敏症を起こしたという職員の訴えで、病院規模での香料禁止を取り入れました。トロント女子医大では「香水類の使用禁止令」がだされています。

アメリカでは、図書館に「香水禁止時間帯」を設定したり、市役所への入館禁止、市職員の香水使用禁止、町議会の会議用ホールでは香水をつけた人とつけていない人で席を分けたりしているそうです。

欧州連合(EU)では、2013年に26種類の香料について規制を行いました。アレルギーの原因となるため、すべての製品に表示を義務付け、さらに濃度についても厳しく規制をしています。今後100種類以上の香料の使用制限を計画中とのこと。

日本では「お願い」であり、海外では「禁止」であるあたりが、お国柄でしょうか。

米国の環境グループ、Enviromental Working Group（EWG）は、せっけんや化粧品などに使われている香料の成分を開示することを企業に求める署名活動を開始しました。ちなみに、日本石鹸洗剤工業会は、各社が安全性を点検し製造していると主張し、香料成分は非公開としています。

香料（柔軟剤・整髪料など）自粛のお願い
強い香りに苦しんでいる人がいます
頭が痛いよ～
<ご存じですか?>
<香料とは>
<化学物質過敏症とは>

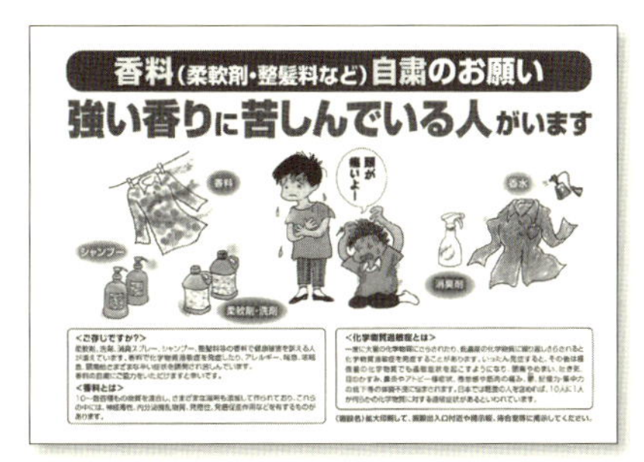

香料自粛のお願いポスター（香料自粛を求める会制作）、日本消費者連盟ホームページより

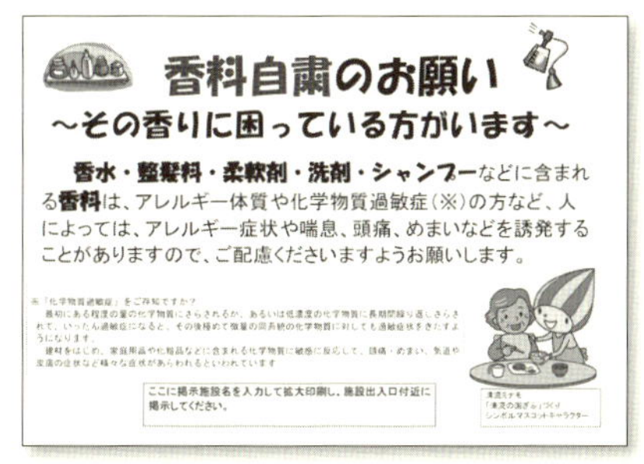

岐阜県が各自治体の施設等に掲示を呼びかけるポスター

香料自粛のお願い
お困りの方がいます！！
香水・整髪料・柔軟剤・洗剤・シャンプー・制汗剤などに含まれる香料はアレルギー体質や化学物質過敏症の方など、めまいや頭痛などつらい症状を引き起こす原因となることがあります。
ご配慮くださいますようお願いします。
一般財団法人 さっぽろ健康スポーツ財団

日本に新しい公害が
生まれています。
その名は「香害」

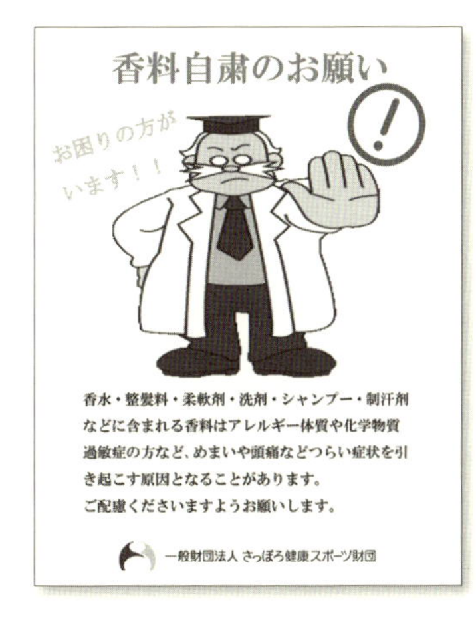

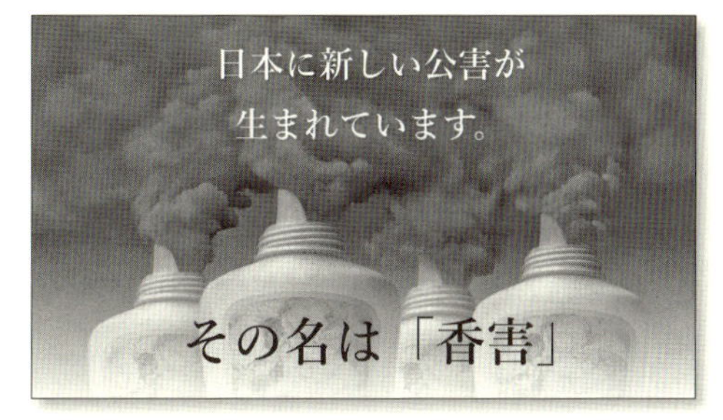

新聞の全面広告で話題になった「香害」ポスター（シャボン玉石けん株式会社ホームページより）

←一般社団法人さっぽろ健康スポーツ財団のポスター

＊香料自粛のポスターはいずれもアレルギー体質や化学物質過敏症の方の症状などへの配慮を呼びかけている

Part 5 悩ましいワクチンとフッ素

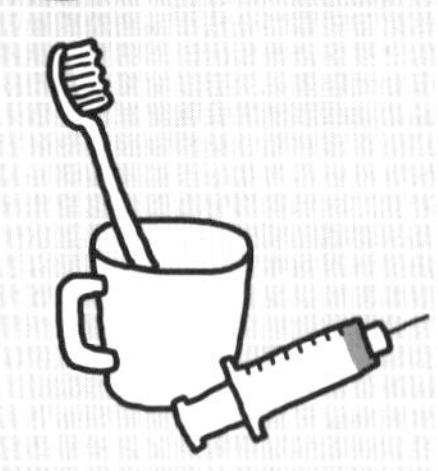

病気の予防は、薬でなくてもいいのです。人のからだは外からウイルスや菌が入ってくるといろいろな器官が力をあわせて闘います。ですから、日常生活のなかで、免疫力をつけることが大事です。偏らない食事、適度な運動、清潔を保つ、有害物質を避けて暮らすなどで、予防できる病気はたくさんあるのです。

1 病気予防のワクチン ～インフルエンザ、風疹、麻疹

昔は栄養状態も衛生状態も悪く、感染症で亡くなる子どもがたくさんいました。だから、ワクチンのおかげで助かった命も少なくなかったのです。でも、今は衛生状態はよくなり、医学も進歩しています。食べ物に困ることもありません。それなのに、国はワクチンを次々と接種するようにすすめています。ワクチンはいったい誰のためにするのでしょうか。

ワクチン*は、**水銀***や**アルミニウム***が添加された劇薬です。力を弱めてはいますが、菌やウイルスをからだに入れるので、少なからず副作用があり、その病気に罹ってしまうこともあります。接種による副作用が10万人に1人であったとしても、その1人に自分の子どもが当たらないとは限りません。しかも、ワクチンで重い副作用がでても、それがワクチンのせいだと認められることはほとんどないのです。

さて、たくさんあるワクチンはすべて必要なのでしょうか。インフルエンザはインフルエンザウイルスによって発症する風邪の一種です。高い熱がでますし、感染力が強いので、怖い病気だと思われがちですが、本人も感染に気づかないくらい軽い症状の人もいます。睡眠不足や栄養不足で体力が落ちていると感染しやすく、重症になりやすいのです。残念ながらワクチンをしていても感染します。

風疹は、妊娠を希望するときに流行があれば、夫婦が事前に抗体を調べて、抗体がなければワクチンを接種すればいいものです。破傷風も、大けがをしたときに接種しても間に合うワクチンです。

麻疹（はしか）は、かかると重症になりやすく、子どもも

ワクチンの成分：
主にニワトリやワニ、サル、うさぎ、マウスなどの細胞。添加物はホルマリン、水銀、アルミニウムなど。

ワクチンの数：
厚生労働省のワクチンスケジュールは、定期接種だけでも1歳までに13回、7歳までに23回もある。

水銀：
ワクチンにはチメロサール（殺菌作用のある水銀化合物）が添加されることがある。
チメロサールは自閉症の原因になるという説もある。

アルミニウム：
アジュバント（補助剤）としてワクチンの有効成分がより長く体内に残留し、効果を強めるために使われるが、ショックや過敏症などを起こす神経毒性が指摘されている。

つらいので、体調のよいときに受けてもよいワクチンです。できれば単独で受けましょう。

必要なワクチンとそうでないワクチン、病気の流行や子どもの体質、体調をみながら決めましょう。ただし、ワクチンでついた抗体が一生有効なわけではありません。

子どもが感染症に自然感染したら、強い免疫がつくチャンスと受け止めましょう。機嫌が悪くなければ、無理に寝かせなくても大丈夫です。ただし、食事を食べなかったり、意識がなくなったら、急いで医療機関を受診してください。

私の提案

①病気の流行状況、ワクチンの情報、病院、子どもの状態をトータルでみてから接種を決める。予防接種は「受けて、当たり前」ではない。予防接種は、定期も任意も強制（義務）ではないので、学校や保健所から案内が届いてもあせらずよく考えて決めること。

②製薬会社が公表している「ワクチンの添付文書」をインターネットなどで検索して、よく読む。副作用のリスクを上回るメリットがあるのかを考えて、結論を出す。テレビや新聞などの報道に惑わされず、正しい情報を冷静に受け止める。

③接種時は、混合接種や同時接種は避け、可能な限り単独で受ける。混合接種は副作用の頻度が上がるとともに、副作用とワクチンとの因果関係の証明がより難しくなる。

④ワクチンによっては、**防腐剤無添加***のものも発売されているので、無添加を希望する。胎児や乳幼児は水銀などの有害化学物質の影響を受けやすいので、特に注意。

⑤接種は、信頼できる小児科医のところで、体調のよいときに受け、接種後４～６週間は子どもの状態をよく観察し、気になる症状があればすぐに病院を受診する。また、記録をつけておく。

⑥感染症が流行っているときは、なるべく人ごみや流行している地域、場所には行かないようにする。

防腐剤無添加ワクチン：日本脳炎ワクチン、インフルエンザワクチン、3種混合ワクチンには、チメロサールをまったく含まない製品がある。

column

子宮頸がんワクチンは必要ですか？

子宮頸がんを発症するウイルス（HPV）は、主に性交渉によって感染します。

このウイルスは、200種類以上のタイプがあり、女性の約80%が一生に一度は感染するごくありふれたウイルスです。がんになるかどうかは、HPVの感染が続いていること、栄養状態や衛生状態、多産など、複数の原因が絡み合って決まります。がんにまで進行する人はわずかともいわれています。しかも、ワクチンを打たなくても子宮頸がんの死亡率は、検診の普及で低下してきているのです。

HPVは主に性交渉によって感染するので、男性も感染する可能性があります。海外では約60%の男性が、一生に一度は感染するといわれていて、検査もワクチンもあります。それなのに、日本では、厚生労働省の認可を受けたHPV検査もワクチンも、女性だけが対象とされています。

さて、子宮頸がんのワクチンですが、接種直後に失神する少女が続出しました。さらに、ワクチン接種後1年以上たってから、全身の痛み、けいれん、歩行困難、記憶障害などの重篤な症状がでる人が次々報告されています。

東京医科大学医学総合研究所の西岡所長は、「原因と対策がはっきりするまで接種すべきでない」といっています。カナダのブリティッシュ・コロンビア大学の研究員は、「副作用が世界中で起きている。すべての国で接種を即刻中止すべきだ」と訴えています。

ありふれた感染症を予防するために、重い副作用のあるワクチンを接種する理由は何なのでしょうか。

HPV：ヒト・パピローマウイルスといい、子宮頸がんの原因となるウイルスのひとつ。

子宮頸がんワクチン副作用：厚生労働省は、10代を中心に計338万人が接種したとされる2種類の子宮頸がんワクチンの副作用を集計。それによると、2014年3月までの副作用報告は2584件で、けいれんや意識レベルの低下、手足に障害が残るなど重症者が約4分の1を占める。1年以上たってから症状がでることもあり、そのほうが重症だといわれている。厚労省は、あまりに副作用が多いため積極的に接種をすすめることを一時ストップしたが、定期接種からははずしていない。専門部会15人の委員中9人が、子宮頸がんワクチンの製薬会社から資金提供を受けていたことが判明している。

2 虫歯予防のフッ素 ～フッ素塗布・洗口、フッ素入り歯みがき剤

あなたの家の歯みがき剤の成分表示を見てください。「**フッ素***」または「フッ化ナトリウム」と書かれていませんか？アメリカのフッ素入り歯みがき剤には「歯みがき剤を万が一、豆粒大以上の量を飲み込んでしまったときには、専門医にすぐに診てもらうように」と注意書きがあります。飲み込むと危険な化学物質だからです。

フッ素は、虫歯予防の名目で一部地域の水道水に入れられたり、歯みがき剤に添加されたり、**うがい（洗口（せんこう））***や歯への塗布などに広く利用されています。フッ素は劇薬で、ネズミやゴキブリを殺す毒の成分の1つでもあるのですが、うがいで使うときには、水で薄めるため“普通薬”と呼び方が変わります。

フッ素洗口液の説明書には「飲み込む恐れのある幼児には使用しないこと」と書かれてあり、世界保健機関（WHO）も「6歳以下の子どもへのフッ素洗口は禁止。8歳未満の子どもにはフッ素塗布はすすめられない」といっています。しかし、日本では、1歳児半、3歳児検診でフッ素塗布が行われ、全国の幼稚園や保育園、小中学校で「集団フッ素洗口」が広がっています。

フッ素洗口の効果について、こんな調査結果があります。①フッ素洗口をほとんどしていない広島県と東京都の子どもに虫歯が少ない。②全日本学校歯科保健優良校に選ばれた10校中、フッ素洗口を実施していたのは1校のみ。

つまり、虫歯の数はフッ素洗口に関係ないという結果がでているのです。虫歯の数の平均値を上げているのは、1人でたくさんの虫歯をもっている子どもです。その子どもに個別に指導をせず、全員に薬剤を使った虫歯予防をするのは乱暴です。正しい予防とはいえません。

フッ素は劇薬なので、厳しい管理が必要です。本来、歯科医師の指示のもとで行われなくてはいけない処置を、学校や幼稚園で資格のない教員が行うことは、大変危険なことなのです。事故が起きたら誰が責任をとるのでしょうか。今のところ、「自己責任」だそうです。

フッ素：
一般に「フッ素」と呼ばれているものは、単体ではなく、様々な物質と結びついた「フッ素化合物」。歯みがきや洗口（うがい）に使われるフッ素は「フッ化ナトリウム」。「フッ化物は自然界に分布し、お茶や海草などにも含まれているため安全」という主張もあるが、「自然界にあるもの＝安全」ではない。鉛・アスベスト・砒素・カドミウム・放射線等々は自然界にあるが安全ではないのと同様。

フッ素洗口（フッ化物洗口）：
フッ化ナトリウムを水で薄め、30秒～1分間、ぶくぶくうがいをすること。

フッ素症（斑状歯（はんじょうし））：
フッ素が添加された水道水、フッ素が添加された歯みがき粉などから過剰に体内に取り込まれたときに、歯にチョーク様の白い斑点やシミができる症状。発症頻度は、エナメル質の石灰化時期（出生～8歳までの小児）におけるフッ化物の摂取量、期間（回数）などに左右される。

また、フッ素を過剰摂取すると、骨や歯の**フッ素症***を引き起こし、低濃度であっても長期間の摂取で甲状腺機能を抑え、IQを低下させ、多くのがんを発生させると、研究者は指摘しています。

私の提案

①フッ素が添加されている歯みがき剤は使わない。
②幼稚園や保育園、学校での集団フッ素洗口には参加しない。
③虫歯予防は家庭で行う。小さいうちから歯みがきの習慣をつけ、偏食をなくし、おやつやジュースは時間を決める。だらだらと食べる習慣を改める。

フッ素を使わず虫歯予防 Let's begin “重曹うがい”

フッ素が歯みがきや洗口には、必要ないことはわかっていただけたでしょうか。

でも、水だけのうがいでは何か物足りないという人は、虫歯予防に“重曹うがい”をしませんか。

重曹うがいとは、歯みがき後に重曹を溶かした水で口をすすぐことです。

虫歯菌は食べかすの糖分から「酸」を作ります。重曹は弱アルカリ性なので、虫歯の原因である酸を中和し、虫歯を予防するのです。理にかなった方法ですね。

予防歯科開業医のサイトでは、「“重曹うがい”は、歯科医・歯科衛生士による専用の機器を用いて行う歯のクリーニング＋フッ素塗布でも進行を止められない初期の虫歯に著しい効果があった」と報告しています。

重曹水の作り方（106ページの「マウスウオッシュ」も参照）
ティー・スプーン1杯（3g）の重曹を300～500mℓのガラスのボトルに入れて、ぬるま湯を口まで注ぎ、よく振って溶かすだけ。口にふくんだとき、かすかに「しょっぱい」くらいです。

使い方
飲食後なるべく速やかに、重曹水を口に含んで　ぶくぶくうがいします。
歯みがきの後にも仕上げにぶくぶくしましょう。

※「食品用重曹」を使うこと。濃度が濃すぎると粘膜を傷めてしまうので、違和感があれば薄めるなどして加減する。重曹水は、作ったら3日以内に使用しましょう。

3 フライパンの「フッ素」

フライパンや鍋のなかには、焦げつきを防ぐためにフッ素による**フッ素樹脂加工***がされている製品があります。この場合のフッ素は有機フッ素。虫歯予防に使う「フッ化ナトリウム」のフッ素は、無機フッ素です。

フッ素は寂しがりやで、単独では存在しにくく（化学反応をしやすく）、いつも誰かとくっつきます。元のフッ素は猛毒ですが、何とつくかによってフッ素化合物の有害性が変わります。フッ素そのものは、ガラス容器を腐食するほど活性が強く、フッ素樹脂のように一度くっついた樹脂から分離するのはとても困難です。

一方、フッ化ナトリウムのように、イオンとして結びつく無機フッ素化合物は、水に溶けると電離して、フッ素は他の物質と反応し、毒性を有するようになります。

フッ素は、そのくっつく性質から医薬品になったり、樹脂加工のフライパンや食品の包装、ウエアーの撥水加工、自動車のコーティングなどに利用されています。

フッ素樹脂を作るときに使われる物質は、自然界で分解されず、体内に入ると排泄しづらく、がんや免疫異常を起こすといわれています。フッ素樹脂加工のフライパンで沸騰させた水道水のフッ素濃度を、普通の水道水のフッ素濃度と比べると、フライパンの水にはわずかにフッ素が溶け出していたそうです。京都大学と岩手県環境保健研究センターの調べでは、有機フッ素は河川や湖、人体から見つかっています。

フッ素樹脂加工は350℃の高温で有害なガスを発生させ、ガスを吸った小鳥が死んだ話は有名です。

アメリカのワーキンググループの実験では、240℃でも有害なガスが発生したと発表しています。急速に普及しているIH調理器では1分ほどで370℃を超えます。フッ素樹脂加工したものは、廃棄後のリサイクルでも有害物質を出すといわれています。

「フッ素樹脂加工」と「テフロン」：
「テフロン」はデュポン社の商標で、「フッ素樹脂加工」と同義。

私の提案

①フッ素樹脂加工されたフライパンは使用しない。
②鉄やステンレスのフライパンを使う。

column

ワクチンと動物実験〜私たちは幸せになれない

この世の中には、自分から知ろうと思わなければ、一生「知らなかった」ですむことがたくさんあります。『実験犬シロのねがい』（井上夕香著、2012、ハート出版）という絵本をご覧になったことがあるでしょうか。

世界中で、新薬やワクチンの開発、化粧品や食品添加物の、化学物質の安全性を調べるために、日々動物実験が行われています。その数は、年間1億1530万頭以上。『実験犬シロのねがい』は、そんな現実を世に知らせた絵本です。

欧米では1970年代から、消費者によって、化粧品の動物実験反対運動が盛んになりました。その結果、動物実験はしないという企業が次々と生まれました。そして、動物実験に代わる優れた方法が開発されています。たとえば、培養細胞や死後の臓器、人の皮膚モデルなどを使って毒性を調べたり、コンピュータシミュレーションから毒性を推定するなど、生きた動物を使用しない試験方法です。

空前のペットブームで、あらゆる動物が人に飼われ、私たちに癒しを与えてくれています。その一方で、あなたのペットと同じ動物が、実験に使われているのです。

マウスや鳥などは体が小さいので、痛みや悲しみの感情がないと思われてきましたが、そんなことはありません。仲間の行動をみて共感したり、喜びや怒り、悲しみを感じて表現するなど、複雑な感情を持っていることがわかっています。

尊い命を使って得られたデータも、人と動物では生態に大きな違いがあるため、薬害や健康被害が後をたちません。

動物の命を犠牲にしてまで、新しい化学物質が必要でしょうか。

それで私たちは、幸せになれるのでしょうか。

第2部

環境にもからだにもやさしい暮らし（実践編）

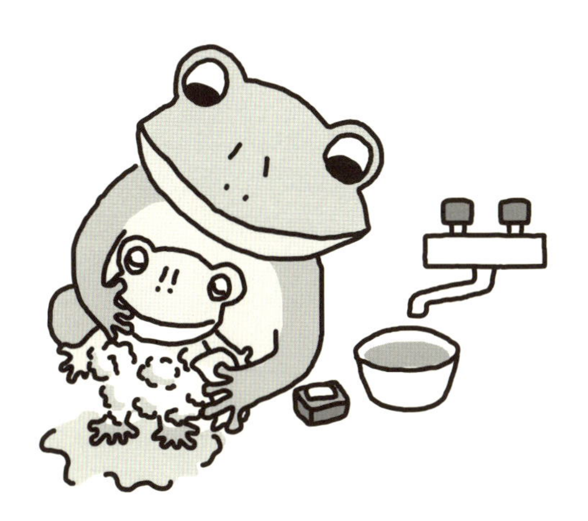

第２部
プロローグ

「洗う」を見直し、楽ちんで快適に、シンプルに暮らそう

第１部で、化学物質の怖さについて、様々な側面からお話ししました。では、そうした化学物質の害を少しでも減らすために、私たちはどのように生活をしたらよいのでしょうか？　「洗う」方法を見直すだけで、かなりの化学物質を排除できます。しかも、意外に簡単で、快適なのです。

1　家の中は洗剤だらけ !?

暮らしを衛生的に、清潔を保つためにと買ってきた家の中の洗剤類を集めたら、いったい何種類になりますか？

せっけん、洗顔フォーム、メイク落とし、ボディウォッシュ、シャンプー・リンス・トリートメント類、歯みがき、マウスウォッシュ、手指の消毒用アルコール、食器用洗剤、漂白剤、洗濯用洗剤と漂白剤、柔軟剤。ちょっと数え上げただけで30種類を超えそう !?　そのほか、化粧品やリムーバー、虫除け剤、抗菌・殺虫剤など。赤ちゃんがいれば、さらにベビー用に使えるものとそうでないものがあります。とにかく、家じゅうが清潔にするための薬剤だらけになっていませんか？

これらの商品を細かく買い揃え、特徴に応じて使いこなしていくだけで、たいへんな家事労働とお金（この出費はばかにできません！）を負担することになります。でも実際には、買ったときに１～２度使ったきり戸棚の奥に何か月も置かれたまま、捨てるに捨てられないボトルがあったり、最後まで使い切れる洗剤はごく限られたものだったりするでしょう。

2　コツをつかめば、簡単で安全・安心

私がここで提案する暮らしは、とてもシンプルです。ムダなお金がかからず、物が増え過ぎず、面倒な手間も省けます。基本の「純せっけん」に、目的別に使い分ける優れたアルカリ剤や酸性剤の数種類だけ。好みで、エッセンシャルオイルやハーブなどをちょい足し。おしまい。　「えっ？　からだも食器も衣類も同じせっけんで大丈夫？」

もちろん、汚れも落ちるし、肌や環境にやさしい。安全で安心です。

ただ残念なことに、せっかくせっけん生活を始めた人が、「使いづらい」とか「思ったより汚れが落ちない」「やっぱり香り付きのほうがいい」などの理由から、再び

家の中にはこんなに洗剤類や消臭・防虫剤が……

①台所
食器用洗剤、台所用クレンザー、漂白剤、レンジの油落とし剤、鍋の焦げ付き用洗浄・研磨剤、消毒用アルコールなど

②洗面・洗濯室
歯みがき、手洗いせっけん、洗顔用フォーム（化粧せっけん）、マウスウォッシュ、クレンジングフォームやオイル、洗濯用洗剤、ウール・おしゃれ着用洗剤、漂白剤、柔軟剤、洗濯機用洗浄剤など

③浴室
入浴剤、ボディウォッシュ、シャンプー、リンス、トリートメント剤、ペット用シャンプー、浴室・浴槽用洗剤、パイプ洗浄剤、カビ落とし剤・防カビ剤など

④居間
床用・家具用クリーナー、化学ぞうきん、薬剤付きモップ、床用ワックス、ガラス磨きスプレー、消臭・芳香剤など

⑤寝室
たんす・クローゼット用防虫剤、押し入れ・寝具用防虫・防ダニ剤、消臭剤など

⑥トイレ
トイレ用洗剤、便器洗浄剤・除菌クリーナー、消臭・芳香剤、トイレタンク芳香・洗浄剤など

⑦玄関・その他
靴用クリーナー、靴みがき剤、撥水・防水スプレー、運動靴用洗剤、靴箱消臭剤、玄関用虫よけ剤、車用クリーナー、サビ落とし剤、植物用防虫剤など

合成洗剤にもどってしまうことが少なくないのです。それは、せっけんやアルカリ剤の特徴や使い方のコツがわからないまま、今までの合成洗剤と同じように使い始めたせいかもしれません。

ですから、この実践編では、まず汚れ落としやせっけんの基本を解説し、さらに環境にやさしく家庭の汚れ落としを助けてくれるアルカリ剤や酸性剤についてご紹介します。どれも掃除や洗濯ででる家庭からの排水汚染も減らせる最良のアイテムです。

最近は、せっけん由来の質のいいシャンプーやすでに出来上がったセスキなども市販されていますが、香料や添加物が加えられているものもあるので注意してください。この本に沿って一から自分で作って使うのも全然むずかしくありません。そしてとってもお財布にやさしいのです。

わが家には、スプレーボトルが何本かあり、それぞれに炭酸ソーダ水、重曹水、酢水などが入っています。気づいたときにシュッとして掃除ができ、室内の空気が汚れることもないので、ぜん息やアトピーの子どもがいても赤ちゃんがいても、ペットを飼っていても（わが家には５羽のインコがいます）、手軽にいつでも使えます。せっけん生活を始めてから“せっけんオタク”になった私は、あらゆるせっけんを試してみて、経済的で使い勝手が良く、自分の肌に合ったせっけんを使っています。当初はとにかく「無添加」がいいと思い込んでいたので、洗濯用のせっけんも、「純せっけん」を使っていました。でも、汚れ落ちには炭酸ソーダが必要だということ

がわかり、今は炭酸ソーダを配合してある粉せっけんを使っています（毛・シルク以外）。あなたも実際に使いながら、自分に合った最高のせっけんをみつけてください。コツをつかめば、使い心地がよくなり、合成洗剤に戻ることなく、楽ちんでエコな暮らしをまわりの人にも伝えたくなるかもしれません。

3 キャッチコピーに惑わされないで

“自然派”“手にやさしい”“植物性”といったコピーがついて売られている商品がたくさんあります。しかし、合成洗剤で“植物性”や“エコ”をうたっているものは、添加物のごく一部に植物由来のものが含まれているだけであったり、「せっけん」であっても、合成香料や金属イオン封鎖剤（EDTA またはエデト酸塩）などが配合されているものもあります。この EDTA は、保存性の向上やせっけんが溶けやすくなるよう水を軟水化する目的で添加されますが、水生生物への毒性、皮膚への刺激、アレルギーの原因や胎児への悪影響の恐れがあるため、第一種指定化学物質に登録されています。「薬用せっけん」も純粋なせっけんではなく、刺激の強い化学物質が使われています。ですから、目立つキャッチコピーを信用せずに、裏の小さな字の成分表示を確認して、できるだけ余計なものが入っていない製品を選びましょう。私がおすすめする基本的なせっけんアイテムは 109 ページにまとめましたので、参考にしてください。

4 使いたいせっけん類はどこで手に入る?

ドラッグストアやスーパーマーケットなどの洗剤売り場はたくさんの商品であふれています。でも残念なことに、私がおすすめしたい混ざりもののないせっけん類や３大アルカリ剤などは、売っていないことが多いのです。台所用、洗濯用、からだ用などズラリと並んだ商品棚で私が使えそうなものは１～２種類あるかどうか。まったく置いていない店も少なくありません。そこでまず、あなたの住む町でどうしたら良質なせっけんが手に入るか、以下のいずれかの方法で探してみてください。

①自然食品店、エコショップ、オーガニックを扱っているお店で

無農薬野菜やオーガニック食品、フェアトレードの商品などを扱っているお店には、せっけんを置いている所があります。ただし、おしゃれすぎてせっけん１個が 500 円以上もするような高い商品ばかりだったり、合成香料が添加されていたりするのは困ります。暮らしの中で長く安心して使えるのは、安くてシンプルなものです。

②コープ（＝CO-OP 生活協同組合）の店舗や宅配生協で

全国にはさまざまな生活協同組合（通称、生協）があります。スーパーマーケットと同じような店舗がある場合や、カタログから注文して宅配するシステムもあります。食品をはじめ取り扱う商品の安全性などに一定の基準を設けているため、一般の店よりも健康や環境に配慮した物が買えることが知られています。

③せっけんメーカーなどに直接問い合わせて

ほしいせっけんの製造会社がわかったら、電話やメールで直接問い合わせてみるのもおすすめです。自分の住む地域で、取り扱っているお店があるかどうかわかりますし、直販で送ってくれる場合もあります。メーカーは顧客の直接の声を求めているので、購入したいという連絡には、ていねいに応対してくれるはずです。

④インターネット通販を利用

上記のどれもアクセスが難しい場合は、ネット通販などを利用することになります。送料や流通業者への手数料などがかかる場合があります。

また、近所のドラッグストアやスーパーマーケットなどに、こういう商品を仕入れてほしいと要望してみましょう。たとえ実現しなくても、合成洗剤ばかりでなく、より安全なせっけん商品を求める消費者がいることを知らせるだけでも意味があります。

5 汚れたら洗うという基本に返る

合成洗剤よりせっけんが環境にやさしいといっても、大量に使っていては影響がないとはいえません。川に流れ込んだせっけんかすなどの有機物を微生物が分解するためには、酸素が必要です。でも有機物が多すぎると、酸素の量も減少します。すると、微生物の分解が追いつかず、水を汚染してしまうのです。ですから、せっけんの使用量を抑えるためにも助剤（アルカリ剤・酸性剤）を上手に使い、できるだけ環境負担を減らすように、「使ったら洗う」生活を「汚れたら洗う」という生活に変えていきましょう。そうすれば、子どもたちの未来を保障できない有害化学物質を使い続ける生活から、一歩ずつ着実に離れられます。

汚れが落ちるしくみ ～せっけんと汚れ落としの仲間たち

せっけんの原料は油脂

「せっけん」は何でできているかご存知ですか。ヤシ油、オリーブ油、なたね油、米ぬか、牛脂など天然の動植物の油脂を煮溶かして、一定の温度のときに水酸化ナトリウム（苛性ソーダ）か水酸化カリウムを混ぜ合わせると、せっけんができます。つまり、油脂が原料です。では、一般に家庭の「汚れ」は何でできているでしょう。からだからでる皮脂や汗、食べ物のかす、泥、ハウスダストなど、やはり油脂が混ざっている場合が多いでしょう。

油脂由来のせっけんは、そうした油脂まみれの汚れを溶かして泡で包み込み、くっついている場所から引き剥がして落とすことができます。水やお湯だけで落ちる汚れもあるのですが、水と油脂は本来混ざり合わない性質なので、そのままではなかなか洗い流せません。

水と油、この混ざりにくい2つの物質の間（界面）にはたらいて、なじみやすく混ざりやすくするものを「界面活性剤」といいます。せっけんも界面活性剤の1つです。

汚れの性質や種類に応じて、せっけんと、そのはたらきを助けてくれるいくつかの物質（助剤）を使えば、家庭の汚れは合成洗剤をまったく使わなくても、気持ちよくスッキリと落とすことができます。

せっけんと合成洗剤の違い

一般には固形のものがせっけんで、粉や液体のものが合成洗剤だと誤解されていたり、からだを洗うのがせっけんで、食器や服を洗うのが洗剤と思われていたりしますが、見た目だけでは、せっけんか合成洗剤かはわかりません。大事な違いは、合成洗剤は石油やその他の油脂を化学的に合成した「合成界面活性剤」が配合されていることで、せっけんとは原料や組成が異なります。最近では、合成洗剤なのに、植物油脂も含むからと「天然」「エコ」と宣伝されていることがある一方、逆に「合成香料」が添加されたせっけんもあるので、紛らわしくなっています。成分表示を確認して、見分けてください。

世界最初の家庭用合成洗剤は1932年に発売されたアメリカのデュポン社とP&G社の「ドレフト」。日本の家庭用合成洗剤第1号は、1937年に第一工業製薬が発売した「モノゲン」です。まだ、100年足らずしか経っていません。せっけんが数千年も使われてきたのに比べると、ごく最近、人工的に作られた化合物で、水に溶ける力はせっけんより強力ですが、毒性や自然環境への負荷もまた、せっけんより大きいのです。

せっけんと合成洗剤を見分けられたら、次はせっけんについてもう少しくわしく見ていきましょう。

せっけんと合成洗剤の見分け方（成分表示。くわしくは83ページ参照）

せっけん	固形や粉の場合は「脂肪酸ナトリウム」、液体の場合は「脂肪酸カリウム」「せっけん素地」などと書かれている。純せっけん分50%以上。
（純せっけん）	せっけんの中で、「純せっけん分98%以上」が純せっけん。
合成洗剤	「合成」「合成界面活性剤」の文字や、ラウリル硫酸ナトリウム、直鎖アルキルベンゼン、アルキルエーテルなどのカタカナやAE、LAS等わからない名前がいっぱい書かれている。

せっけんの種類

▶純せっけんとせっけんの違い

「純せっけん」はせっけん分が98%以上で添加物がほぼ入っていないものを指します。「せっけん」はせっけん分50%以上で、そのほかに炭酸ソーダや、場合によっては香料などが配合されています。牛乳やはちみつ、炭などを入れたせっけんもあります。

純せっけんでなければいけない、というわけではなく、目的に応じて使い分けることが大切です。洗濯や掃除には、汚れ落ちを助ける炭酸ソーダなどを入れた「せっけん」のほうが使い勝手がよく、からだや顔・髪を洗うなら「純せっけん」が安心です。

▶固形・粉と液体の違い

せっけんの形状は、固形だけでなく粉せっけんも液体せっけんもあります。ただし、固形と粉は同じ仲間で、液体は似ているけれどちょっと違うせっけんです。

油脂に水酸化ナトリウム（苛性ソーダ）を混ぜ合わせると「脂肪酸ナトリウム」ができます。これは固形せっけんや粉せっけんになります。一方、油脂を水酸化カリウムと合わせると「脂肪酸カリウム」ができます。これが液体せっけんです。洗浄力は固形や粉に比べて、液体は少し劣るので、多めの量が必要になり、不経済です。

せっけんは手づくりできる：
せっけんは家庭で手づくりすることもできます。オリーブオイルやパームオイルなど様々な種類のブレンドで目的や好みに合わせて作ることもできます。苛性ソーダは薬局で、署名・捺印のうえ、買うことができます。取り扱いに十分な注意と事前の知識が必要です。廃油で作るせっけんは食器洗いには最適です。

pH を知ろう―酸性・中性・アルカリ性

汚れ落としの基本を理解するためには、pH を知っておくと便利です。

図のように、酸性からアルカリ性は、1 ～ 14 までの pH 値で表すことができます。真ん中の 7 が中性で、6 ～ 8 が水道水です。0 の塩酸は強い酸性の劇薬、14 の水酸化ナトリウム（苛性ソーダ）は強いアルカリ性の劇薬で、どちらも素手では触ることさえできません。しかし、pH 2 ～ 12 の間に書いてあるものは家庭で使いこなすことができる物質です。クエン酸や重曹は食品に添加することもあります。せっけんは顔やからだに使えるものは pH10、洗濯用せっけんで pH11 以下の弱アルカリ性です。せっけんの周辺の数種のアルカリ剤は、特にせっけんを助けてくれる無機物です。

紛らわしいのですが、セスキ炭酸ソーダ、炭酸塩など「酸」の文字が入っていてもアルカリ剤です。ここに書いていませんが、灰もアルカリ剤に含ま

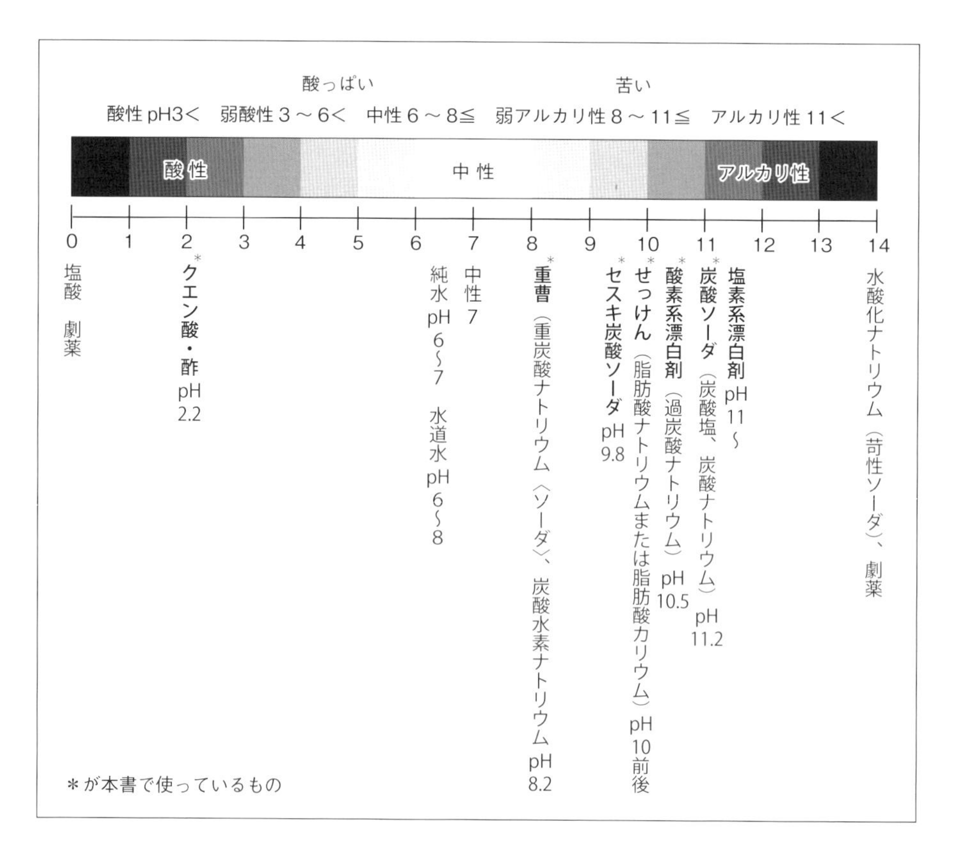

れます。なめると苦い味がします。酸性のクエン酸や酢酸などは、柑橘類や酢に含まれる成分で、なめるとすっぱい仲間です。

汚れにも酸性とアルカリ性があります。食器などの油汚れ、手垢、汗などは酸性です。水垢やカルキ、鍋の黒ずみなどはアルカリ性です。一般に酸性の汚れはアルカリ剤で、アルカリ性の汚れは酸性剤で中和させれば落とせると考えられます。血液汚れは炭酸塩でよく落ち、蛇口まわりの水垢やポットにこびりついたカルキはクエン酸で落ちるというのは、こうした性質を知っていれば納得です。

３大アルカリ剤について

アルカリ剤の代表選手は、アルカリの強い順番に、**炭酸ソーダ**（炭酸塩）、**セスキ炭酸ソーダ**（アルカリウォッシュ）、**重曹**（炭酸水素ナトリウム、重炭酸ソーダ）の３つです。本書ではこれを「３大アルカリ剤」と呼んでいます。

アルカリ剤はなぜ汚れを落とせるのでしょうか。それは、アルカリが汚れの中の油脂と反応して、油脂汚れが一種の「せっけん（界面活性剤）」になり、「せっけん」に変化した油脂は汚れではなくなり、汚れを落とす力になって、他の汚れも落としてくれるからです。

アルカリ剤の中で**炭酸ソーダ**は、pH が 11.2 で、家庭用アルカリ剤では最強です。せっけんや合成洗剤に助剤として配合されていますが、食品添加物としても使用されています。ネット注文になりますが、私はいちばん好きなアルカリ剤です。

セスキ炭酸ソーダは pH9.8 で、炭酸ソーダと重曹の中間の物質です。別名「アルカリウォッシュ」といい、初心者向けの使いやすいアルカリ剤です。炭酸ソーダや重曹よりも水に溶けやすく、変質しにくいので長期保存にも向いています。炭酸ソーダより使用量が少し多くなりますが、手荒れしにくいのが利点です。

重曹は、お菓子作りや山菜のアク抜きなど古くから使われてきたアルカリ剤で、「炭酸水素ナトリウム（重炭酸ソーダ）」といいます。pH8.2 で水に溶けにくい細かな粒子が特徴です。知名度は高いのですが、多くの人が使い方を間違っているのが重曹です。それは、重曹を洗濯に使っていること。アルカリ度の弱い重曹は、洗濯向きではないのです。でも、洗濯以外では得意技はたくさんあります。

重曹には食用と工業用がありますが、肌や口の中に使うものは「食用」を、掃除には値段の安い「工業用」を使いましょう。

酸素系漂白剤について

漂白剤といえば、ハイターやブリーチなどを思い浮かべる方が多いと思いますが、これらは塩素系漂白剤です。本書で使うのは、酸素系の漂白剤で、刺激臭がなく、穏やかな漂白力で、色柄物にも使え、扱いやすいのが特徴です。

酸素系漂白剤は、普通の洗濯や洗濯槽の掃除、排水溝の掃除にも力を発揮します。pH10.5の弱アルカリ性で、使用後は炭酸ソーダと酸素と水に分解されるので、排水に漂白作用がほとんど残りません。

酸素系漂白剤には2種類あります。液体タイプの酸素系漂白剤（過酸化水素）はpH6の酸性です。オキシドールの成分で、粉末の酸素系漂白剤（過炭酸ナトリウム）より、漂白力は弱くなります。本書では、粉末の酸素系漂白剤（過炭酸ナトリウム）を使います。

塩素系漂白剤（次亜塩素酸ナトリウム）はpH11。漂白力が強く、殺菌力も強烈。ツンとくる刺激臭があり、成分である次亜塩素酸ナトリウムが酸と混じると塩素ガスが発生し、とても危険です。酸性の洗剤と混ぜてはいけません。クエン酸や酢も酸なので、決して一緒に使用してはいけません。

酸性剤（クエン酸、酢）について

クエン酸は、梅干や柑橘類、酢に含まれている“すっぱい”成分です。酢は揮発性があるため刺激臭がありますが、クエン酸は揮発性がなく無臭です。酢のにおいが苦手という方には、クエン酸がおすすめですが、クエン酸は乾くと結晶が残るので、使用後は水を流すか水拭きが必要です。

クエン酸や酢は弱酸性なので、カルシウムを溶かしたり、アルカリ性の汚れを中和して落としやすくします。また、酢には殺菌作用はありませんが、消臭、静菌作用があります。

中性洗剤で汚れは落ちるのか：食品衛生法で、台所用洗剤は安全性に配慮してpH６～８の中性にするよう定められているため、「台所用合成洗剤」の多くは中性洗剤です。pH値は中性ですが、強い合成界面活性剤によって油脂分を乳化させて水に流します。汚れはたちどころに落ちますが、河川や環境の汚染は？　合成洗剤を入れた水槽の魚が死んだ実験は有名です。

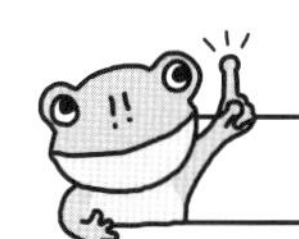

それぞれの得意ワザと特徴・コツ

せっけん

得意ワザ

- 洗濯、掃除、食器洗い、ボディケア（入浴、洗顔・洗髪）、殺虫剤。

特徴・コツ

- 泡立ちが大切。十分に泡立たせるにはある程度の濃度が必要。薄いと効果が出ない。
- 酸性のものに会うと中和されて洗浄力を失う。酢の物、ケチャップ、柑橘果汁など酸性汚れは取り除いてから洗う。
- 20℃以下の冷水に溶けにくいので、ぬるま湯を使う。
- ミネラル成分が多い水（硬水）は、純せっけんを使用するとせっけんかすができることがあるので、アルカリ剤が加わったせっけんを使う（硬水地域：沖縄、千葉、埼玉の一部など→98ページ）。純せっけんの場合はアルカリ剤を足せば大丈夫。日本の水道水は軟水が多いので、あまり問題はない。

３大アルカリ剤

得意ワザ

- せっけんを使うほどではない軽い酸性の汚れ。
- 純せっけんの助剤として、せっけん液のアルカリ性を保つ。酸性の汚れがひどいと、せっけん液が酸性に傾き、汚れが落ちにくくなるためアルカリ剤を足す（重曹はNG）。
- ひどい油汚れの下処理（ガスレンジ、換気扇、プラスチック製品）。
- ドアの取手やスイッチの手垢汚れ。
- 浴室の床や壁、バスタブ、洗面器やイス、排水溝などの汚れ。
- 入浴剤（アルカリ剤は血行を促進）。
- 消臭剤（汗、靴の蒸れ、漬物のにおいなど）。
- 研磨剤・虫歯予防、あく抜き（重曹）。

特徴・コツ

- 油汚れに強い（台所のベタベタ汚れ、皮脂の汚れなど）。
- たんぱく質汚れに強い（垢、食べこぼし、血液など）。アミノ酸の結合を切る、分解を促す。
- アルミ製品には使えない（腐食して白くなる。煮洗いにアルミ鍋は使用しない）。

酸素系漂白剤

得意ワザ

- 普通の汚れの洗濯
- 食器や布の消毒殺菌、漂白
- 洗濯槽の掃除や排水溝の掃除

特徴・コツ

- 純せっけんや液体せっけんの助剤（洗浄力をアップする物質）として使用できる。ただし、助剤として理想的なのは、炭酸ソーダやセスキ炭酸ソーダで、これらがない場合に酸素系漂白剤を代用できる。
- 酸素系漂白剤を、純せっけんではない「せっけん」と一緒に使うと、先にせっけん分と反応してしまい、十分な漂白効果を発揮できない。
- いちばん効果を発揮するのが50℃前後なので、湯を使ったり、煮洗いで使用する。
- がんこな油や泥汚れ、絹やウール、草木染、金属などの洗濯や掃除には向かない。

酸性剤（クエン酸、酢）

得意ワザ

- 水まわりのカルシウムが固まった白い汚れ（シンク、蛇口、鏡、風呂桶など）。
- トイレの黄ばみやアンモニア臭の消臭。
- タバコのヤニなどアルカリ性の汚れと消臭。
- 野菜のあくによる鍋の黒ずみ除去など。
- せっけんでの洗濯、せっけん洗髪後のリンス。
- アルカリ剤で掃除した後の中和。

特徴・コツ

- カルシウムを溶かしたり、アルカリ性の汚れを中和して落としやすくする。
- クエン酸は揮発性がなく無臭、酢は揮発性があり刺激臭がある。
- クエン酸は乾くと結晶が残るので、水で流すか、水拭きが必要。
- 酢には消臭、静菌作用がある。

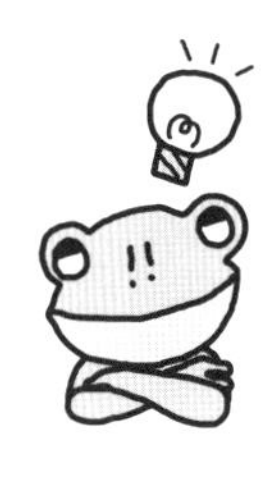

広告よりも成分表示を確認しよう！

「せっけんと合成洗剤の違いがよくわからない」「エコ・植物性・自然派・環境にやさしいなどのキャッチコピーが書いてあるけれど、これは大丈夫かな？」と迷う場合は、商品を裏返して、成分表示を確認しましょう。下の表示は、実際にいくつかの台所用・洗濯用のせっけん製品（左）と合成洗剤（右）を比べたものです。合成香料などははっきり表示されていないものもありますが、「フローラルブーケの香り」などとあれば、必ず香り成分が入っています。よけいなものが入っていないせっけん製品を使いましょう。

せっけんの表示例

品名	台所用石けん		
用途	食器・調理用具用	液性	弱アルカリ性
成分	純石けん分（28%　脂肪酸カリウム）		

品名	洗濯用石けん（粉 or 固形）
成分	純石けん分（98%　脂肪酸ナトリウム）

品名	洗濯用石けん		
用途	綿・麻・合成繊維用	液性	弱アルカリ性
成分	純石けん分（61%　脂肪酸ナトリウム）、アルカリ剤（炭酸塩）		

品名	洗濯用石けん		
用途	綿・麻・レーヨン・合成繊維用	液性	弱アルカリ性
成分	純石けん分（40%　脂肪酸カリウム、脂肪酸ナトリウム）		

合成洗剤の表示例

品名	台所用合成洗剤		
用途	野菜・果物・食器・調理用具用	液性	中性
成分	界面活性剤（16%、アルキルエーテル硫酸エステルナトリウム、アルキルアミンオキシド、脂肪酸アルカノールアミド）		

品名	台所用合成洗剤		
用途	野菜・果物・食器・調理用具用、スポンジ・プラスチック製まな板（除菌）	液性	弱酸性
成分	界面活性剤（36%、高級アルコール系（陰イオン）、アルキルヒドロキシスルホベタイン、ジアルキルスルホコハク酸ナトリウム）、安定化剤、金属封鎖剤、除菌剤		

品名	洗濯用合成洗剤		
用途	綿・麻・合成繊維用	液性	弱アルカリ性
成分	界面活性剤（22%　直鎖アルキルベンゼンスルホン酸ナトリウム、ポリオキシエチレンアルキルエーテル）、アルカリ剤（炭酸塩）、水軟化剤（アルミノけい酸塩）、工程剤（硫酸塩）、分散剤、蛍光増白剤、酵素		

品名	洗濯用合成洗剤		
用途	毛・綿・絹（シルク）・麻・合成繊維用	液性	中性
成分	界面活性剤（22%　ポリオキシエチレンアルキルエーテル）、安定化剤、柔軟化剤		

また、右記の例のようにせっけん（100%石けん素地）であっても、いろいろな化学物質を加えている商品もあります。いわゆる化粧石けんに添加された成分でかぶれたりすることもあるので、注意が必要です。

品名	100%植物性（石鹸素地）　固形石けん
成分	石ケン素地、パーム脂肪酸、グリセリン、香料、グルコン酸 Na、ステアリン酸 Mg、水、エチドロン酸、塩化 Na、酸化チタン、ペンテト酸 5Na、PEG-6、BHT

まずはアルカリ剤で →右ページ**3大アルカリ剤**参照

家の中の汚れのほとんどは酸性なので、中和すれば、落とすことができます。そこで登場するのがアルカリ剤。アルカリが汚れの中の油脂と反応すると、油脂が一種の「せっけん（界面活性剤）」になります。「せっけん」に変化した油脂は、汚れではなくなり、汚れを落とす力になって他の汚れも落としてくれます。

本書では、炭酸ソーダ（炭酸塩）、セスキ炭酸ソーダ（アルカリウォッシュ）、重曹（炭酸水素ナトリウム、重炭酸ソーダ）を「３大アルカリ剤」とし、これらを使います。自然界にそのまま存在する無機物なので、川や海を汚さず、環境にも人にもやさしいからです。ただし、アルカリ剤を使うときの注意（86ページ）は念頭においてください。

次はせっけんの力を借りる →右ページ**せっけん**参照

アルカリ剤で落とせない汚れには、せっけんに登場してもらいましょう。「せっけんを使ったけれど、汚れが落ちない。やっぱり合成洗剤を使ったほうがラク」と思っている人はいませんか？

汚れが落ちないのは、使い方を間違っているか、せっけんの量が少ないからです。せっけんは使い方を間違わなければ、合成洗剤よりずっと安全で汚れが落ちます。

アルカリ剤とせっけんの組み合わせも、掃除の強い味方になります。

酸素系漂白剤を活用する →右ページ**合わせワザ**参照

食器類やふきんの消毒殺菌、漂白には、酸素系の漂白剤を選びましょう。酸素系漂白剤は、刺激臭がなく、色柄物の洗濯にも使用できます。使用後の水は環境にもやさしいので、洗濯槽や排水溝の掃除にも活用できます。

酸性剤にも挑戦しよう →86ページ**酸性剤**参照

アルカリ剤を使いこなせたら、今度は酸性剤も使いこなしましょう。酸性剤であるクエン酸や酢は、カルシウムを溶かしたり、アルカリ性の汚れを中和して落としやすくします。

クエン酸は乾くと結晶が残るので、

使用後は水を流すか水拭きが必要です。酢には、殺菌作用はありませんが、消臭、静菌作用があります。使用する酢は、純米酢が安心。すし酢は砂糖などが入っているのでNGです。

3大アルカリ剤

炭酸ソーダ（炭酸塩）／セスキ炭酸ソーダ（アルカリウォッシュ）／重曹（炭酸水素ナトリウム、重炭酸ソーダ）

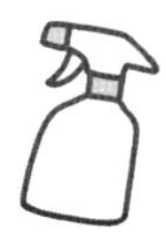

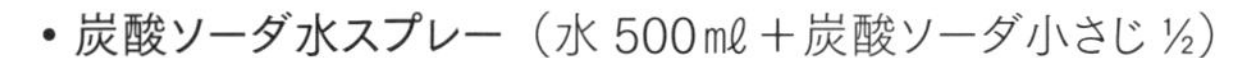

- **炭酸ソーダ水スプレー**（水 500mℓ＋炭酸ソーダ小さじ ½）
- **セスキ炭酸ソーダ水スプレー**（水 500mℓ＋セスキ炭酸ソーダ小さじ1）
- **重曹水スプレー**（ぬるま湯 500mℓ＋重曹大さじ2）
  水に溶けにくいので湯に溶かす

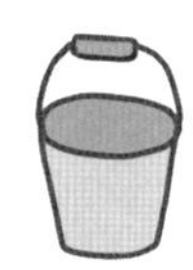

- **炭酸ソーダ水バケツ**（ぬるま湯 5 ℓ ＋炭酸ソーダ大さじ ½）
- **セスキ炭酸ソーダ水バケツ**（ぬるま湯 5 ℓ ＋セスキ炭酸ソーダ大さじ1）

せっけん

- **とろとろせっけん**
  （40℃くらいの湯 200mℓ＋粉せっけん、または純粉せっけん大さじ2）
  口の大きめのビンに入れてよく混ぜる。蓋をして振ってもOK。食器、窓ガラス、換気扇、トイレ掃除、洗車などせっけんで洗えるものなら何にでも使える。
- **ふわふわせっけん**（とろとろせっけん＋水）
  とろとろせっけんに、水を少しずつ加えながらよく泡立てるとふわふわのメレンゲ状になる。網戸の掃除に便利。

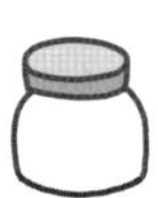

合わせワザ

- **重曹ふわふわせっけん**（水 50mℓ＋重曹小さじ1＋純粉せっけん大さじ1）
  混ぜたものを泡立てて、ふわふわにする。せっけんの洗浄力は落ちるが、重曹の粒がクリームクレンザーのように作用する。
- **クリーム漂白剤**（せっけんと酸素系漂白剤を1対1の割合で合わせ、水適量を注ぐ）
  水を少しずつ入れながらクリーム状に練る。

酸性剤

- クエン酸水スプレー（水 250mℓ＋クエン酸小さじ2、作り置きは冷暗所で2週間）
- 酢水スプレー（水 150mℓ＋酢 50mℓ、作り置きは4週間）

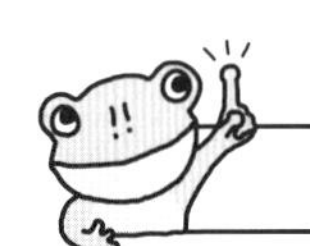

それぞれの得意ワザと使用上の注意点

アルカリ剤（炭酸塩、セスキ炭酸ソーダ、重曹）

得意ワザ

- 台所のベタベタ汚れ（ガスレンジ、換気扇、プラスチック製品）
- ドアの取手やスイッチ、電化製品の表面の手垢汚れ
- 浴室の床や壁、バスタブ、洗面器やイスなどの汚れ
- 重曹はそのまま研磨剤として使える。
- 重曹は排水溝の詰まりと消臭

注意点

- アルカリ剤は、たんぱく質を溶かす作用があるので、手荒れしやすい人はゴム手袋を使用する。
- 粉や液が目に入ったときは、きれいな水でよく洗い、痛みがある場合は病院へ行く。
- 皮膚についてぬるぬるが取れないときは、まず水でよく洗い、それでも取れないときは、酢やクエン酸液をふりかけて中和させ、その後、水で流す。
- アルミ製の食器や鍋は、黒く変色するので、使用しない。
- 畳やい草などは、繊維中のたんぱく質に反応して黄ばむことがある。
- 掃除用のスプレー水の作り置きは1カ月をめどにして、なるべく冷暗所で保存する。
- 重曹は「食用」と「工業用」がある。掃除には値段の安い工業用で。
- 重曹は水では溶けにくいので、ぬるま湯で溶かす。十分溶けていないとスプレーのノズルで結晶化して詰まることがあるので注意を。
- 重曹は粒子が大きいので、研磨剤として使用できるが、その分、傷が付きやすいので注意が必要。

せっけん

得意ワザ

- 掃除、食器洗い

注意点

- せっけんは、酢、ケチャップ、ソー

ス、マヨネーズ、果汁などの酸味のあるものに触れると、水に溶けない「せっけんかす」に変化してしまい、洗浄力がなくなる。食器を洗う前に酸味のある成分は水で流すか、ウエス（布切れ）で拭き取っておく。
- 台所用固形せっけんには、助剤が添加されていないものもあり、汚れに対してせっけん分が少ないとせっけんかすが発生し、食器がべたついた感じになることがある。その場合、スポンジをよく洗ってから再度せっけんをつけ、二度洗いするか「とろとろせっけん」を使うとよい。

酸素系漂白剤

得意ワザ
- 食器や布の消毒殺菌、漂白
- 洗濯槽の掃除や排水溝の掃除

注意点
- 酸素系漂白剤は液体と粉末の2種類。液体タイプ（過酸化水素）はpH6の酸性で、オキシドールの成分。粉末（過炭酸ナトリウム）より漂白力が弱い（本書では、粉末を紹介する）。
- 酸素系漂白剤は温度が大事。ふきんなどのつけ置きには40～45℃、洗濯槽の掃除には50℃くらい。50℃以上の高温にはしない。
- pHが高めなので手荒れに注意。手洗いをしてもぬるぬるが取れないときは、酢やクエン酸を手に振りかけて、流水で洗い流す。
- 保管する場合は、水がかからないようにする。
- ステンレス以外の金属容器に入れない。
- 塩素系漂白剤（次亜塩素酸ナトリウム、「ハイター」や「ブリーチ」）はpH11のアルカリ性。酸と混じると塩素ガスが発生し、とても危険。クエン酸や酢は酸性なので、一緒に使ってはいけない。

酸性剤

得意ワザ
- 水まわりのカルシウムが固まった白い汚れ（シンク、蛇口、鏡、風呂桶など）
- トイレの黄ばみやアンモニア臭の消臭
- タバコのヤニなどアルカリ性の汚れと消臭
- 野菜のあくによる鍋の黒ずみ除去など
- アルカリ剤で掃除後の中和

注意点
- クエン酸や酢は酸性なので、塩素系の漂白剤と混ぜると有害なガスを発生する。
- 鉄製品はさび、大理石は酸で溶けるので注意。

・穀物酢は遺伝子組み換えの可能性が高いので、国産の米酢を使う。穀物が原料の醸造アルコールから作られるホワイトビネガーは、原料のトウモロコシなど遺伝子組み換えの可能性が高いので使用しない（遺伝子組み換えでないとはっきりしていれば使ってもよい）。

シーン別の掃除① キッチン

食器

せっけんで食器を洗うときには、液体せっけんは、水で薄められているので洗浄力が弱く、すぐに泡が消えてしまうため、たくさん使うことになり不経済です。「とろとろせっけん」（85ページ）か固形のせっけんが最適です。

せっけんで食器を洗うのには、ちょっとコツがいります。これを知らないと「汚れが落ちない」「使いづらい」ということに。せっけんは水に触れるとせっけん分が薄まるだけでなく、それまで捕まえていた汚れがはがれ、また食器についてしまうのです。以下のように洗ってください。

①食器についた余分な汚れを、水でさっと流す。
②泡立てたスポンジでひとつずつ洗い、泡のついた食器は、すすぎまでの間、水がかからないところに置いて、汚れの再付着を防止する。
③すすぐときは、流水でひとつずつ流しながらすすぐ。

合成洗剤に慣れている人は、最初のうちは手が滑りやすいので食器を落とさないよう気をつけて洗ってください。

食器洗いの固形せっけん：
私は、大きめのガラスの空きびんやステンレス製のカップに、固形せっけんを入れてキッチンに置いています。スポンジもその中にいっしょに入れておきます。スポンジをクシュクシュして泡立てて、食器を洗うとちょうどいいです。
スポンジの水分でせっけんが溶け出し、液体のせっけんが自然に底にたまるので、それも大事に使います。使用済みのスポンジはよく洗ってから入れてください。

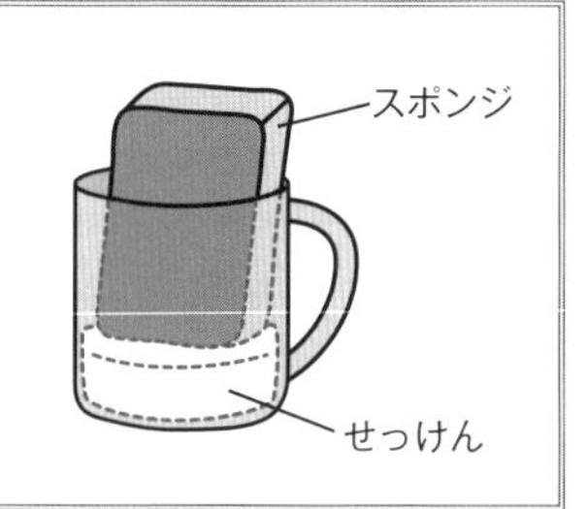

食器の漂白

40℃くらいのお湯２ℓに、酸素系漂白剤小さじ２～大さじ１を溶かし、食器類を１時間程度つけておきます。漂白が終わったら水洗いをします。

ガラス製の食器

ガラス食器の曇りは、合成洗剤の成分が残っているからなので、せっけんで洗っていると次第に取れてきます。気になる人は、重曹ふわふわせっけんで洗うと透明感がでてきます。

茶渋など

重曹ふわふわせっけんで磨きます。重曹だけでも落ちることも。

こげついた鍋

重曹は細かい粒子を生かしてクレンザーとして使えますが、がんこな焦げつきには以下の方法を。

①こげついた鍋に水を入れる。
②重曹（または酸素系漂白剤）小さじ２を加えて、10分くらい煮立てる。
③途中へら等でこすりながらこげを落とす。やけどに注意。
④火を止めてしばらく放置し、そのあと水洗いする（途中ででる泡がこげを浮かせて汚れを取る）。

五徳

水６ℓ＋せっけん大さじ１で煮洗いします。

①ステンレス鍋に水６ℓを入れて火にかける。
②少し温かくなったらせっけん大さじ１を加えて、よくかきまぜる。この場合はしっかり泡立てる必要はない。
③五徳を入れ、20分くらい煮立てて火を消す。
④そのまま冷めるまで放置し、その後水洗いする。

ふきん（煮洗い）

五徳の煮洗いと同じ要領で煮洗いをします。

ふきん（漂白）

99ページを参照。

まな板、水切りかご

クエン酸水スプレーか酢水スプレーを、まな板や水切りかごにスプレーして、キッチンペーパーなどでこすり、水で流します。

ガスレンジ

炭酸ソーダ水スプレー、セスキ炭酸ソーダ水スプレー、重曹水スプレーを、ガスレンジに吹きかけて拭き取る。ベタベタ汚れ、油汚れには重曹をそのままふりかけてしばらく置き、油となじんだらウエスなどでこすり取ります。ただし傷がつきやすいものには注意してください。

シンク・壁・冷蔵庫の取手

炭酸ソーダ水スプレー、セスキ炭酸ソーダ水スプレー、重曹水スプレーを吹きかけて拭き取ります。汚れがひどいときは、重曹ふわふわせっけんを使います。

ステンレス製のシンク、蛇口

水まわりの水垢やカルシウムが固まった白い汚れは、酸性剤を使います。

①キッチンペーパーに、クエン酸か酢を浸す。
②①を、汚れのある部分に広げて、パックする。
③しばらく置いてから、歯ブラシなどでこする。

冷蔵庫（消臭）

ビンや布袋に、重曹を粉のまま入れて、冷蔵庫内に置くだけ。約１カ月で新しいものと交換します。古い重曹は、排水溝の掃除などに使います。

排水溝（重曹を使う）

①排水溝にお湯を流して温める。
②約１カップの重曹を排水口にふり入れる。
③そのうえから熱いお湯（または食酢）を流す。シュワシュワと泡がでてくる。
④そのまま30分～３時間くらい放置し、その後、一気にお湯を流す。
※こびりついたヌルヌル汚れは、使い古しの歯ブラシでこすり落とす。定期的に行うことで消臭、詰まりの予防になる。汚れや臭いがひどいときは酸素系漂白剤のほうが効果がある。完全に詰まったときはラバーカップなどを使う。

排水溝（酸素系漂白剤を使う）

①最初に排水溝の中のごみなど掃除をしておく。
②熱いお湯を排水溝に注いで温める
③酸素系漂白剤を大さじ２～３を振りかける。
④そこへ熱湯400mℓを少しずつ注ぎいれる（泡が立ってくる）。そのまま一晩放置し、翌朝お湯で洗い流す。

窓ガラス

「重曹ふわふわせっけん」（85ページ）を使います。ガラスを磨いたあとは、水をかけるか、水拭きを。窓ガラスは最後に酢水を吹き付けて中和し、もう一度水拭きすれば完璧にピカピカになります。
※重曹ふわふわせっけんに酢を混ぜるレシピを紹介していることがありますが、洗浄力が落ちるので、入れないほうがよいでしょう。
※裏ワザとして、飲料用の炭酸水（無糖）が使用できます。スプレー容器に入れて窓やガラスにスプレーして、拭き取ります。気が抜けても効果は変わりません。

シーン別の掃除② 居室

ドアの取手やスイッチ、電化製品の表面の手垢汚れ

炭酸ソーダ水スプレーを吹きかけ、布などで拭き取ります。または、ぞうきんを炭酸ソーダ水バケツですすぎ、絞って拭き掃除を。拭いた後は、固く絞った別の布で二度拭きします。セスキ炭酸ソーダでも同様に。濃度は様子を見ながら増減します。

フローリングの床

前項のドアの取手やスイッチなどと同様に炭酸ソーダ水を使います。もしくはクエン酸スプレー、酢水スプレー

を吹きかけて拭き掃除をすると、つやがでます。酢水は、アリなどの虫の侵入も防ぐことができます。

家具

同上。ただし、白木や塗りの高価な家具は、目立たないところで試してから使いましょう。

じゅうたん（消臭）

前日の夜に掃除機をかけ、重曹をパラパラとまいて、翌日、掃除機をかけます。じゅうたんの臭いもとれますが、掃除機の中の臭いも取れて一石二鳥！急いでいるときは、一晩おかずに２時間くらいで掃除機をかけても大丈夫です。炭酸ソーダや、セスキ炭酸ソーダはアルカリが強いので不可。

網戸

「とろとろせっけん」（85ページ）に、水を少しずつ加えながらよく泡立てて「ふわふわせっけん」を作ります。メレンゲ状になるように作ることがポイントです。しっかりメレンゲ上になれば、液だれしないので、網戸に塗って拭き取ります。

靴箱（消臭）

靴箱の中の砂や土、ホコリを取り除き、重曹をビンや布袋に粉のまま入れて、靴箱に置いておきます。1カ月ほどたったら新しいものと交換しますが、古いほうは、排水溝の掃除やシンク磨きに使います。

ぬいぐるみ（消臭）

ポリ袋にぬいぐるみを入れ、重曹をパラパラ振りかけて袋の口を縛り、シャカシャカ振ります。そのあとで粉を払い落とすか掃除機で吸い取ります。最後に軽く水拭きして毛並みを整え、陰干しします。

シーン別の掃除③ トイレ・浴室

浴室の床、壁、バスタブ、洗面器、椅子

炭酸ソーダ水スプレー、もしくはセスキ炭酸ソーダ水スプレーを吹き付け、スポンジなどでこすり、水で流します。水けを拭き取っておけば、水垢がたまるのを防ぐことができます。重曹を直接パラパラとまいて、スポンジなどで磨き、お湯か水で流してもよいでしょう。水けはできるだけ拭き取ります。

浴室の鏡、ステンレス製の蛇口

酸性アイテムも活躍します。

①キッチンペーパーに、クエン酸か酢を浸す。

②①を汚れのある部分に広げて、パックする。

③しばらく置いてから、歯ブラシなどでこする。

浴室の目地やタイル、パッキンの漂白

クリーム漂白剤（85ページ）を塗り、しばらく置いて水で流します。

洗濯槽の掃除

３カ月に一度、最低でも半年に一度は掃除しましょう。洗濯槽の掃除中に洗濯物を入れないこと。

① 45 ～ 50℃のお湯を洗濯機の高水位まで入れる。50℃以上にはしないように。
②酸素系漂白剤を入れる。10ℓで100gが目安。汚れ具合をみて増減する。
③５分ほど混ぜてよく溶かし、３時間～半日放置する。
④その後、すすぎを２回。汚れが残っていたら、もう一度同じことをする。

トイレ

クエン酸水スプレーか酢水スプレーを吹き付け、ブラシでこすり、水を流します。便座などは、トイレットペーパーやウエスで拭き取ります。黄ばみは、トイレットペーパーにクエン酸水か酢水を浸し、パックし、しばらく置いてからこすります。消臭効果もあります。

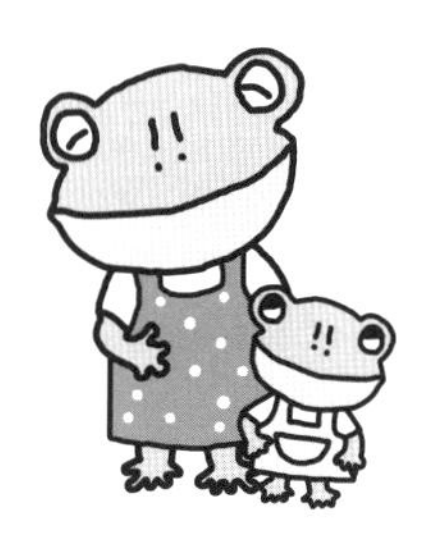

手作り虫除けスプレーの作り方

■セスキで虫除け

汗や皮脂汚れ（弱酸性）をアルカリ剤で中和する方法です。蚊は汗のにおいに寄ってくるのでセスキ炭酸ソーダ（アルカリウォッシュ）を使うと有効です。

用意するもの：

セスキ炭酸ソーダ（アルカリウォッシュ）、50 ～ 100mℓのスプレーボトル、ハッカ油、水（50mℓ）

作り方：

①スプレーボトルに水 50mℓを入れ、セスキ炭酸ソーダを小さじ ¼（耳かき1杯程度）を加える。

②ハッカ油を少々混ぜる。爪楊枝の先を1cm ほどハッカ油に浸し、それを①のセスキ水につける。入れすぎるとスースーし過ぎるので注意する。

使い方：

汗をかいたら直接、肌にスプレーしたり、ハンカチなどにスプレーして肌を拭くと、虫除けになる。また、虫に刺されたら、患部にスプレーすると良い。

■ハーブと酢で虫除け

ハーブで虫除けができます。酢はかゆみや腫れを抑える作用があるので、虫刺されのあとにも使えます。

用意するもの：

好きな無農薬のハーブ（ミント、レモンバーム、ローズマリー、ラベンダーなど）20 ～ 30g、よく洗ったガラスのびん、ガラス製のスプレーボトル（持ち歩き用）、酢（適量）

作り方：

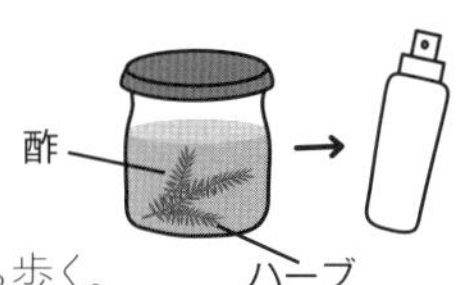

①びんの中に、酢を適量入れる。

②好みのハーブを加えて、２週間漬け置く。

③②の液だけをガラス製のスプレーボトルに入れて持ち歩く。

使い方：

肌にスプレーすると、蚊、蜂、アリなどの虫除けになる。タオルなどに吹きかけて、肌を拭いたり、首にかけても良い。室内で家具や床にスプレーしても大丈夫。ただし、室外では効果の持続時間が短いので、こまめにスプレーする。

※ハーブの入った酢のびんは、冷蔵庫で１年、保存できる。あまったら、以下の用途に使える。
せっけん洗濯の仕上げのリンス、風呂の鏡のくもり止め、水で薄めて花や野菜にかける、トイレ掃除、タバコのにおい消し。

純せっけんではなく、せっけんがおすすめ →右ページせっけん参照

洗濯にいちばんのおすすめは、pH9.0～10.5の「せっけん」（脂肪酸ナトリウム）。それも、「純せっけん」ではなく、炭酸ソーダを加えて洗浄力をアップした「せっけん」です。

固形、粉、液体のうち洗濯に最適なのは「粉せっけん」。液体せっけんは、固形や粉に比べると洗浄力が少し劣り、１回の洗濯に必要な量が多く割高です。その点、粉せっけんは１袋（３kg）あれば約100回の洗濯ができます。洗浄力も優秀です。ちょっとしたコツを知っていれば、安全で環境にやさしいだけでなく、満足のいく汚れ落ちとふんわり感を得られます。

液体せっけんが楽で好きという人は、多少不経済であること、粉せっけんよりはちょっと洗浄力が劣ることを納得しておきましょう。私は、液体せっけんはウールなどのおしゃれ着洗いや、洗濯途中で泡立ちが少ないときの追加用としています。液体せっけんの洗浄力を上げたいときは炭酸ソーダを加えるとよいでしょう。

せっけん洗濯の排水は水と二酸化炭素に分解され、せっけんかすは河川に流れ込んでも水を汚染することが少なく、微生物や魚のえさになります。合成洗剤との大きな違いです。

軽い汚れはアルカリ剤単独で大丈夫 →右ページアルカリ剤参照

軽い汚れの洗濯は、アルカリ剤（炭酸ソーダ、セスキ炭酸ソーダ）単独で大丈夫。基本はつけ置き洗いなので、手間もかかりません。水ですぐ溶けるので、お湯を使う必要がなく、経済的です。すすぎも１回でOK。炭酸ソーダよりセスキ炭酸ソーダのほうが脱脂力が緩やかです。重曹は洗濯には向きません。

漂白は酸素系漂白剤で →右ページ酸素系漂白剤参照

酸素系漂白剤を洗濯に使うとき、多くの人が間違った使い方をしているようです。洗濯のときに洗剤と一緒に入れると黒ずみや黄ばみがとれると思っていませんか。実は酸素系漂白剤はせっけんと一緒に使うと先にせっけん分と反応してしまうので、十分「漂白」できません。また、しっかり泡立つ量のせっけんを使用していれば、衣類が黄ばんだり黒ずんだりすることはあり

ません。

酸素系漂白剤が効果を発揮するのは、純せっけん（炭酸塩などが入っていないもの）や液体せっけん（脂肪酸カリウム）と一緒に使うときです。小さじ１～２入れると洗浄力がアップします。

リンスは酸性剤（クエン酸・酢）で　→下記**酸性剤**参照

せっけんで洗濯した衣類は、合成洗剤のように柔軟剤は必要ありませんが、衣類に残ったアルカリ分を酸（クエン酸、酢）で中和することで、せっけんかすがとれ、ふわっと仕上がるリンス効果が生まれます。また、長期間しまいこむ衣類には黄ばみ防止にもなります。酢のにおいはすぐに消えるので安心してください。

せっけん

- 6kg の洗濯物
  → 20℃の湯 30ℓ＋炭酸ソーダ配合の粉せっけん 30g

アルカリ剤

- 水 30ℓ＋炭酸ソーダ小さじ1～大さじ1
- 水 30ℓ＋セスキ炭酸ソーダ小さじ2～大さじ1
- 炭酸ソーダ水スプレー（水 500mℓ＋炭酸ソーダ小さじ ½）
- セスキ炭酸ソーダ水スプレー（水 500mℓ＋セスキ炭酸ソーダ小さじ1）

酸素系漂白剤

- 40 ～ 50℃の湯 30ℓ＋酸素系漂白剤大さじ2

酸性剤

- 水 30ℓ＋クエン酸小さじ ⅓（または米酢さかずき1杯程度）

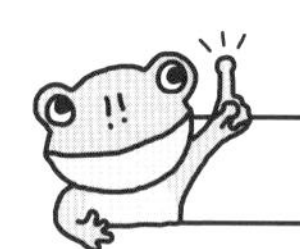

それぞれの得意ワザと使用上の注意点

せっけん

得意ワザ

- 洗濯全般

注意点

- 洗濯をするときの、いちばんのコツは「泡立ち」。衣類に対してせっけんが足りず、少ない泡立ちでは十分に汚れが落ちない。
- 牛脂やラードなど動物性油脂が原料のせっけんは冷水に溶けにくく、適温は40℃以上。抜群の洗浄力。
- 廃油や米ぬかなど植物性油脂が原料の粉せっけんは、20℃以上が適温。おふろの残り湯でOK。

アルカリ剤（炭酸塩、セスキ炭酸ソーダ）

得意ワザ

- 純せっけんでの洗濯の助剤（アルカリ剤を加えることで洗浄効果を高めるので、せっけんの量を減らせる）。
- 基本はつけ置き洗い（軽い汚れは単独洗いでOK。血液汚れに強い。ひどい油汚れは下処理として）。

注意点

- 手肌の弱い人は、ゴム手袋を使用する（アルカリ剤は、たんぱく質を溶かす作用があるので手荒れしやすい人は要注意）。
- 粉や液が目に入ったときは、きれいな水でよく洗い、痛みがある場合は病院へ行く。
- 皮膚についてヌルヌルが取れないときは、まず水でよく洗い、それでも取れないときは、酢やクエン酸液をふりかけて中和させ、水で流す。
- 洗濯のときにアルカリ剤が多すぎると、衣類がべたついたり、におったりする。その場合はすすぎの回数を増やしたり、最後のすすぎにクエン酸か酢を少量入れて中和する。
- つけ置き洗いなので、羊毛や絹、ポリエステル、ナイロンなどの化繊、色落ちするものには不向き。
- ドラム式の洗濯機で、水量が少なめ設定のものは、水量を多めに調節したり、すすぎ回数を多くする。

酸素系漂白剤

得意ワザ

- 普通の汚れ

注意点

- 40～50℃くらいの高めの湯で、効

果がでる。洗い時間は15～20分。
- 「純せっけん」ではないせっけんと一緒に使うと、先にせっけん分と反応してしまい、十分な漂白効果を発揮できない。
- 羊毛、シルクには使えない。金属に反応するので、金属のボタンやファスナーがついた衣類には注意する。
- 酸素系漂白剤は、洗濯槽のクリーナーとして作用するので、酸素系漂白剤で洗濯をすると、洗濯槽から黒かびが剥がれ、衣類につくことがある。事前に洗濯槽の掃除をしっかり行う。

酸性剤（クエン酸、酢）

得意ワザ
- せっけん洗濯後のリンス

注意点
- 酸性のクエン酸や酢は、塩素系の漂白剤と混ぜると有害なガスを発生する。
- 合成洗剤、合成せっけんで洗った衣類には、クエン酸や酢のリンスは使えない。

シーン別の洗濯① ふだんの洗濯

洗濯機で洗う

せっけん洗濯の正統派の洗い方は、「事前に粉せっけんとぬるま湯だけを洗濯機に入れ、10分程回して十分泡立ててから衣類を入れる」というものですが、最初から衣類を入れても大丈夫です。ただし水温をちょっとだけ高めの35℃くらいにします。

①洗濯機に衣類を入れる。
②粉せっけんを全体にまんべんなく振りかける（純せっけん＋炭酸ソーダでもよい）。
③水温35℃くらいにして洗いをスタート。洗いは10～15分、十分に泡立っていることを確認します。洗濯機が「洗い」をしている間は、泡立っていることがポイント。事前に泡立てるなら、洗いは7～10分でOK。

泡が手でつかめて、衣類が泳いでいること

せっけんが洗浄力を発揮するためには、しっかり泡立つ量のせっけんを使うことがポイント（泡が手でつかめるくらい）。そして洗濯槽の中で衣類が泳いでいることです（詰め過ぎない）。こうして洗えば、黄ばむ、黒ずむ、におうことはありません。ちょうどよく泡立っているところに、家族がこれもついでに、と追加の洗濯ものをポンと入れてしまったり、水温が低すぎて十分せっけんが溶けていなかったりすると、洗濯に失敗します。途中で泡立ちが少ないことに気づいたら、液体せっけんか粉せっけんをパラパラ広げるように追加。その場合、５分くらい洗いをプラスしましょう。

酸素系漂白剤単独で洗う

合成洗剤からせっけん洗濯に切り替えた直後や、水質硬度が高くせっけんが使いにくい地域の方におすすめの洗濯法が、酸素系漂白剤を単独で使用する方法です。ただし、毛や絹には使えません。金属に反応するので、草木染の布やボタン、ファスナーなどが付いている衣類には注意します。色落ちしやすい衣類にも気をつけて。アルカリが強いので仕上がりが硬く感じたり、べたつきがある場合は、クエン酸や酢のリンス（95ページ）を。高温で威力を発揮するのでお湯を使います。つけ置きは不要。

①洗濯機に40℃くらいのお湯30ℓ＋酸素系漂白剤大さじ２を入れる。
②洗濯物を入れる。
③洗い15〜20分、すすぎ１回（ドラム式は２回）。すすぎは水でOK。

シーン別の洗濯② 汚れが強い場合、軽い場合

泥や汗まみれの洗濯もの

子どもの真っ黒になった靴下、黒くなった袖口や襟、中高生の運動着、現場仕事のユニフォームなど、泥と汗にまみれた衣服の汚れにはだんぜんせっけんです。まず、洗濯機に入れる前に、汚れた部分に固形せっけんをこすりつけて、手でもむか歯ブラシなどで軽くこすっておきます。時間がなければ、バケツなどのせっけん水に浸しておくだけでも汚れ落ちが違います。要は泡と汚れをしっかり出会わせること。それさえできれば汚れは落ちます。

血液汚れや布おむつの洗濯

下着や布ナプキン、布おむつなどは、炭酸ソーダ（またはセスキ炭酸ソーダ）を溶かした水につけ置きし、その後ふつうの洗濯ものに混ぜて洗うだけ。炭酸塩のパワーできれいになり、においもとれます。炭酸ソーダ水スプレー（95ページ）を常備しておくと、シュッシュッと汚れの部分だけにつけておけるので便利です。

小さなスプレー容器に入れて携帯し、外出時に交換した布ナプキンに吹きかけておくと帰宅後の洗濯が楽。家では、フタ付きの小さなバケツにつけ置きしておくと手間いらずです。

軽い汚れの洗濯もの

アルカリ剤単独のつけ置きで洗うことができます（94ページ）。

①洗濯物と同時にアルカリ剤（炭酸ソーダまたはセスキ炭酸ソーダ）と水を洗濯槽（またはバケツ）に入れ、

軽く撹拌し、そのまま20分〜１晩くらい浸けておく。
②洗濯機の洗いは１〜５分でOK。
③すすぎは１回。
アルカリ剤がにおいを消し、部屋干しでも臭くなりません。

シーン別の洗濯③ 黄ばみやにおいが残った場合

洗濯後の黄ばみやにおい

洗濯したのに、衣類に黄ばみやにおいがあるのは洗濯に失敗している証拠です。せっけんかすがついている場合も同様です。せっけんが足りなかったり、溶け残ったりしているとうまくいきません。十分なせっけんの量と水温を意識して泡立てて洗うようにすれば問題はなくなります。

黄ばんだり、部屋干しなどでにおいがついてしまった場合は、日光に当てて干すか、煮洗い、または酸素系漂白剤で解消してください。

・**煮洗い**　水６ℓ＋せっけん大さじ１で洗います。
①ステンレス鍋に水６ℓを入れて火にかけ、温まってきたら粉せっけん大さじ１を入れてかき混ぜる。
②黄ばんだ衣類やふきんを入れて20分ほど煮立てて火を消す。そのまま冷めるまで放置。
③その後、水洗いをする。

白い物から先に煮ます。色柄物と分けて煮洗いしましょう。

・**酸素系漂白剤**　50℃のお湯30ℓ＋酸素系漂白剤大さじ２で洗います。
①50℃ほどのお湯30ℓと酸素系漂白剤（過炭酸ナトリウム）大さじ２を入れる。
②黄ばんだ衣類を１時間ほどつけておく。湯の温度が下がらないほうが効果があるので、ふたをして保温する。
③その後、水ですすぐ。

衣類とふきん類の消毒と漂白

水６ℓ＋せっけん大さじ１＋酸素系漂白剤を大さじ１〜２で洗います。普通の煮洗いは100℃近くになるのですが、酸素系漂白剤（過炭酸ナトリウム）が一番効果をあらわすのが50℃くらいです。煮洗いは、頻繁に行うと生地を傷めるので注意してください。煮洗い後の水は排水溝に流せば、排水溝の洗浄にもなります。

①ステンレスかホーローの鍋に水６ℓとせっけん大さじ１を入れてよくかき混ぜ、火にかける。
②50℃の手前で、酸素系漂白剤を大さじ１〜２入れてかき混ぜる。
③消毒・漂白したい衣類やふきんを入れて３〜５分くらいしたら火を消す。そのまま冷めるまで放置し、その後水洗いする。

シーン別の洗濯④ おしゃれ着

ウールやシルク、ダウンなど

羊毛や絹、羽毛などは、炭酸ソーダ（炭酸塩）の入っていない純せっけんで洗います。炭酸ソーダは脱脂力が強いので、風合いが減ったり縮んだりする可能性があるからです。あるいは、髪の毛を洗う無添加のせっけんシャンプー（103ページ）で洗ってもいいでしょう。

純せっけんにセスキ炭酸ソーダを少量足すと洗浄力がアップします。ただしつけ置きは避け、先に十分泡立てること。ダウンはもちろん背広も学生服も、洗濯できるマークがついていれば家で洗えます。

重曹も活用できる

アルカリ度の弱い重曹は洗濯には適しません。ただし、炭酸ソーダが添加された粉せっけんに重曹を入れると、配合された炭酸ソーダのpHを下げてくれるので、アルカリに弱い羊毛やシルクなどを洗うことができます。セーターを洗いたいときに、純せっけんもセスキ炭酸ソーダもない場合は、この方法が便利です。30℃くらいのお湯で最初から最後まで同じ温度で洗うこと。

せっけん洗濯後のリンス

すすぎの最後に、クエン酸か酢を入れます。水30ℓにクエン酸小さじ⅓、または米酢さかずき1杯程度です。

香りからの卒業：
合成洗剤から急にアルカリや酸、せっけんなどに切り替えると、香りがないことに心細さを感じるかもしれません。アルカリや酸を使った消臭でおわかりのように、自然に発するにおいは消すことができますが、合成香料のにおいは洗濯でも簡単に消せません（今はそれを売りにしていますね）。それは人工の化学物質が使われているからです。
私の場合は、最初に食器洗いの洗剤と洗濯用の洗剤、子ども用のシャンプーを無香料の純せっけんに替えました。その次に自分のシャンプーを無香料のせっけんに替えました。ひとつずつ合成洗剤をせっけんに替えていき、アルカリ剤や酸を活用し、今では香料のない生活にすっかり慣れました。おかげで、おいしい料理のにおい、草花や果物の香り、そうした自然のにおいに繊細になりました。

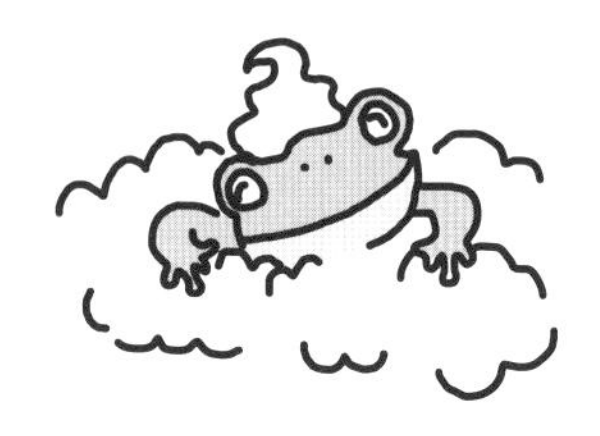

せっけん生活に切り替えて……体験者の声

▶ T.H. さん　20代

私がせっけんに変更した理由のひとつは、もともと肌が弱く、合成洗剤の化学的なにおいが苦手だったこと。もうひとつは、地球環境に配慮したせっけん類を使用したかったためです。お気に入りの洗濯せっけんは、「パックスナチュロン純粉せっけん」（109ページ参照）。粉せっけんは少し扱いにくいイメージがありましたが、これはそのまま振り入れるだけで水で洗えて便利です。純せっけんなので、からだにも環境にもやさしく安心です。
もうひとつは、ねば塾（同）の「やさしいせおと」。これひとつで髪から、からだ全部が洗えます。化粧石鹸として販売されているので、初めてせっけんにトライする方におすすめです。

▶ T.A. さん　30代

妊娠中の悪阻で合成洗剤や市販のシャンプーの香りがいたたまれなくなり、直感で、赤ちゃんが強い香りに苦しんでいる気がして、香りの弱いものへと変更しました。それまでは柔軟剤も香りが強いものを使い、ボディクリームなど何から何まで長時間香るものを使っていたのですが、生まれてきた子どもは乳児湿疹が酷く、肌へ負担とならないものをと考え、せっけんやアルカリ剤にたどり着きました。妊娠をきっかけに香りプンプンの生活に戻ることはないです。お気に入りのせっけんは、ねば塾の「いつくしみね」、食器洗いには、ねば塾の半固形せっけん。洗濯には「パックスナチュロン純粉せっけん」「パックス液体せっけん」、ねば塾の炭酸塩の三種類を常備し、そのときの汚れ具合や洗うものによって使い分けています。歯もパックスの「石けんハミガキ」を愛用しています。

▶ S.Y. さん　50代

著者の神聡子さんに、合成洗剤（香料入り）のアレルギーの怖さをお聞きしていても、私は大丈夫という過信があり、なかなか無香料のせっけんへ切り替えることができずにいましたが、自分の体調が崩れ始めたことで、今の生活を続けていてはダメだと気づき、せっけんに切り替えました。せっけんは汚れ落ちが良く、くすみもありません。思えば、小学生の頃の参観日、おかあさん達の化粧品のにおいが嫌いでよく息を止めていました。洗濯洗剤は「パックスナチュロン純粉せっけん」、掃除にはクエン酸や炭酸ソーダを使うようにしています。これからもやれる範囲で頑張ります。

▶ S.N. さん　40代

1年前に岡田幹治さんの講演会で化学物質過敏症や環境ホルモンについて学び、子どもたちの健康や環境のために「合成洗剤をやめよう」と決意しました。太陽油脂の「パックスナチュロンネオ洗濯用液状石けん」がお気に入りです。粉末の洗濯石けんは家族に不評で悩んでいましたが、神さんに「手軽に使えて、汚れがよく落ちて、ドラム式でもOKな洗濯洗剤を」と相談し教えてもらいました。洗濯担当の夫も大満足で愛用しています。

からだ ～ボディ、シャンプー、入浴剤など

からだを洗うときは純せっけんで →右ページせっけん参照

顔やからだ、髪の毛を洗うときは、純せっけんがおすすめです。台所用や洗濯用のせっけんで、顔やからだを洗ってはいけないということはありませんが、脱脂力の強い原料で作られていることがあり、肌に刺激があることもあります。おすすめは無香料でせっけん成分が98％以上の純せっけんです。

髪は固形の純せっけんでも洗えますが、せっけんシャンプー（液体）のほうが洗い上がりがやさしいかもしれません。せっけんシャンプーとは、せっけん分が主体のシャンプー剤のこと。合成シャンプーを使い、パーマや毛染めを繰り返してきた髪は、せっけんで洗うと髪がきしむことがありますが、３～６カ月くらいせっけんで洗い続けていると、おさまります。気になるようなら最初は、保湿剤の添加されたせっけんシャンプーを使うといいでしょう。傷んで弱っていた髪も、純せっけんで洗っていると徐々に元気を取りもどします。

歯みがきには「せっけん歯みがき」を。市販の歯みがき剤には、泡立ちを良くするためラウリル硫酸ナトリウムなどの合成界面活性剤、防腐剤、着色料、フッ素やキシリトールなどが添加されています。ラウリル硫酸ナトリウムは、発がん性があり、味覚障害を起こすといわれています。口腔粘膜はとても敏感で、有害物質をあっという間に体内に取り込んでしまいます。

アルカリ剤は入浴剤に。消臭・虫除け効果も →右ページアルカリ剤参照

市販の入浴剤は、アルカリ剤と合成香料などの多くの添加物で作られています。三大アルカリ剤は血行を良くし湯冷めしにくいうえ、入浴後のバスタブは掃除も楽。残り湯は洗濯に使えますし、排水溝もきれいにします。

重曹とクエン酸の合わせワザ（104ページ）で発泡入浴剤（バスボム）も作れます。アルカリ剤には消臭効果と虫除け効果もあります。汗や皮脂は弱酸性なので、弱いアルカリ剤で、汚れと一緒ににおいも中和できます。蚊は汗のにおいに寄ってくるので、中和された肌には虫が寄り付かず、虫除けになります。

クエン酸や酢も活用　→104ページ酸性剤参照

純せっけんやせっけんシャンプーで髪を洗うとき、洗いやすすぎが不十分だと、せっけんかすが髪に残り、ゴワゴワ、ベタベタした洗い上がりになることがあります。そんなときは、クエン酸か酢でリンスすると直ります。また、シャンプー直後の髪はアルカリ性に傾いているので、きしむことがあります。クエン酸か酢で中和すると指通りがよくなり、きしんだ感じが緩和されます。

せっけん

固形せっけん／液体せっけん（純せっけん）

- せっけんシャンプー
  脂肪酸ナトリウム、脂肪酸カリウムが主成分のシャンプー。ほとんどの商品には、比較的安全な保湿剤や金属封鎖剤（CMC）、酸化防止剤、保存料、天然香料などの添加物が配合されている。無添加せっけんシャンプーもある。
- せっけん歯みがき
  無添加せっけんを使った歯みがき。合成界面活性剤、パラベンなどの防腐剤、サッカリンなど危険な化学物質が使われていない。→104ページ参照

アルカリ剤

入浴剤

- 炭酸ソーダ入浴剤（湯船の湯＋炭酸ソーダ大さじ1程度）
- セスキ炭酸ソーダ入浴剤（湯船の湯＋セスキ炭酸ソーダ大さじ2）
- 重曹入浴剤（湯船の湯＋重曹はひとつかみ程度、カップ約½が目安）

マウスウォッシュ（うがい水）

- 重曹水（ぬるま湯300～500mℓ＋重曹小さじ1）

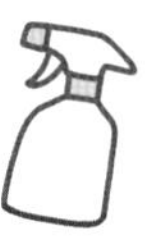

消臭剤

- 炭酸ソーダ水スプレー（水500mℓ＋炭酸ソーダ小さじ½）
- セスキ炭酸ソーダ水スプレー（水500mℓ＋セスキ炭酸ソーダ小さじ1）

＊どちらも85ページと同じものを、小さなスプレー容器に入れて持ち歩き、消臭したいものに吹きかける。布ナプキン、布オムツ、靴を脱いだときなど

- 重曹（粉のまま置いて置くだけで、消臭効果がある）

虫除けスプレー　→93ページ参照

酸性剤

虫除けスプレー →93ページ参照

リンス

- ヘアリンス（洗面器いっぱいの湯＋クエン酸小さじ½弱または酢さかずき1杯程度）
- ヘアリンススプレー（水500mℓ＋クエン酸小さじ1または酢5～7mℓ）

合わせワザ

発泡入浴剤（バスボム）

- バスボム（重曹大さじ3＋クエン酸大さじ1＋無水エタノール小さじ1、なければ水）

＊全部合わせて1日置くだけ。ラップにくるんで、手でにぎってもOK。

column

せっけん歯みがきと一般の歯みがきをくらべてみよう！

多くの歯みがき剤に含まれているラウリル硫酸ナトリウムは、発がん性と味覚障害の発症が疑われる危険な化学物質です。

せっけん歯みがき

パックス石けんハミガキ　製造元：太陽油脂株式会社

成分：炭酸Ca（研磨剤）／水／グリセリン（湿潤剤）／シリカ（基剤）／石けん素地（清浄剤）／ハッカ油（香料、香味料）／ユーカリ油（清涼剤）／カラギーナン（粘結剤）

一般の歯みがき

LION クリニカ エナメルパール　製造元：ライオン株式会社

成分：ソルビット液、PG、PEG4000（湿潤剤）／無水ケイ酸A、無水ケイ酸（清掃剤）／ヤシ油脂肪酸アミドプロピルベタイン液、POE硬化ヒマシ油、POEステアリルエーテル、ラウリル硫酸Na（発泡剤）／香料（ホワイトフローラルミントタイプ）、サッカリンNa（香味剤）／ポリリン酸Na、ラウロイルグルタミン酸Na（清掃助剤）／キサンタンガム（粘結剤）／カラギーナン、ポリアクリル酸Na（粘度調整剤）／酸化Ti、DL-アラニン（安定剤）／フッ化ナトリウム（フッ素）、デキストラナーゼ（酵素）、ラウロイルサルコシンNa（薬用成分）／メントール（清涼剤）／ヒドロキシエチルセルロースジメチルジアリルアンモニウムクロリド（コーティング剤）

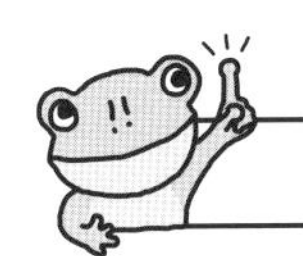

それぞれの得意ワザと使用上の注意点

せっけん

得意ワザ

- 洗顔、洗髪、からだ洗い

注意点

- 洗髪では、洗いやすすぎが不十分だと、せっけんかすが髪に残り、ゴワゴワしたり、ベタベタすることがある。クエン酸（または酢）で中和すると指通りが良くなりきしんだ感じが緩和される。
- 洗いたての髪はアルカリ性に傾いているので、指通りが悪かったり、きしんだりすることがある。無理にくしを通そうとせず、指先やタオル（またはドライヤー）で空気を送っていると、自然にもつれがほどけ、乾くとなめらかになる。

アルカリ剤（炭酸塩、セスキ炭酸ソーダ、重曹）

得意ワザ

- 入浴剤（アルカリ剤は血行を促進）
- マウスウオッシュ（うがい水）
- 消臭剤（汗、靴、漬物のにおいなど）

注意点

- アルカリ剤は、たんぱく質を溶かす作用があるので、手荒れしやすい人はゴム手袋を使用する。
- 粉や液が目に入ったときは、きれいな水でよく洗い、痛みがある場合は病院へ行く。
- 皮膚についてヌルヌルするときは、まず水でよく洗い、それでも取れないときは、酢やクエン酸液をふりかけて中和させ、その後、水で流す。
- 重曹は「食用」と「工業用」がある。肌や口の中に使うものは食用、または食品添加物と表示された製品を。
- 重曹は粒子が大きいので、肌が弱い人は、粒で傷つかないように注意を。
- 重曹は水では溶けにくいので、ぬるま湯で溶かす。

酸性剤（クエン酸、酢）

得意ワザ

- ヘアリンス
- 虫除け
- タバコやアンモニア臭の除去

注意点

- クエン酸や酢は酸性なので、塩素系の漂白剤と混ぜると有害なガスを発生する。

- クエン酸や酢のリンスは、合成シャンプーや合成せっけんで洗ったものには使わない。

シーン別の使い方① からだ洗い

洗顔＆ボディ

からだや顔を洗うときは固形の純せっけんを、手やタオルでよく泡立てて洗います。軽いメイクならクレンジング剤は不要、二度洗いでOK。強くこすらないように。

洗髪

髪の毛を洗うときは、髪の毛を十分にぬらしてから、固形純せっけんで頭を軽くなぞるように直接塗りつけます。泡立ちが悪いときは一度軽くすすいで二度洗いします。地肌を指の腹でこすり、髪の毛自体は泡で包む程度で十分。せっけんシャンプーを使ってもOKです。

せっけんで作る安心なシャボン玉：
純せっけんの粉、または液体（固形せっけんなら削る）を、100mℓのぬるま湯でよく溶かしてシャボン玉液が作れます。シャボン玉はせっけん液の濃さが命。ときどき、息を吹きかけ、その様子を見ながら濃さを調節します。作りおきはできません。子どもに安心して使えます。

リンス

せっけんで洗った髪は、クエン酸か酢でリンス（104ページ）ができます（しなくても大丈夫）。髪に十分にいきわたらせ、すぐに洗い流します。ヘアリンススプレー（104ページ）なら、洗髪後に髪全体にスプレーし、洗い流します。シャンプーの横に並べておくと便利。髪のきしみが気になるときは、すすぎを十分にしてタオルドライし、オリーブオイルを髪になじませ、ドライヤーで素早く乾かします。合成シャンプーで洗髪した場合、クエン酸や酢のリンスはNG。

歯みがき

せっけん歯みがき（104ページ）を使用します。

マウスウオッシュ（うがい水）

ぬるま湯300～500mℓ＋食品用重曹小さじ1で、マウスウオッシュ（68、103ページ）として使用できます。

シーン別の使い方②　虫刺され・にきび

虫刺され

虫による毒は、たいてい酸性なので重曹で中和できます。

重曹軟膏＝重曹小さじ１＋水少量またはサンホワイト小さじ２分の１。

小さな容器に入れてよく混ぜます。サンホワイトがない場合は少量の水でも可。

虫に刺されたら、できるだけ早く重曹軟膏をすりこむように塗ります。腫れていたら冷たい重曹水の湿布も効果があります。混ぜたものを密閉容器に入れて持ち歩けば刺されてすぐに使えます。すぐに使わないと効果は半減です。

※サンホワイトとは、高純度の白色ワセリン。

にきび

「虫刺され」で紹介した重曹軟膏はにきびにも効果があります。にきびにそっと乗せておき、こすらないこと。

わが家の保湿軟膏：
わが家では、顔やからだに乳液、化粧水は使いません。家族全員が使っているのが「サンホワイト」という高純度の白色ワセリンです（日興リカのサンホワイトP-1）。肌が乾燥してカサカサしたときやかゆいとき、子どものアトピーにもこれが重宝しました。サンホワイトは、薬でも化粧品でもないので保湿剤もビタミンも何も含まれていません。日焼け止め効果もありません。ただ、肌を乾燥から守り、有害物質が外から入るのをシャットアウトすることで、自分の皮膚の力を最大限に活用するのです。使用方法は、洗顔後や入浴後、肌に水分が残っているうちにすばやくつけること。水分を封じ込める感じです。粘度があるので、少量をよく伸ばします。唇もOKです。長年冬に悩まされていた唇の荒れ、割れが、これで解消しました。

シーン別の使い方③　消臭

汗、靴の蒸れ、漬物のにおい

小さなスプレー容器にアルカリ剤で作った消臭剤（103ページ）を入れて持ち歩き、においの気になる場所に吹きかけるとにおいにくくなります。外出先でも脱いだ靴にスプレーするとにおいが立たずスマートです。

トイレ

クエン酸水スプレーか酢水スプレーを、トイレ使用後に便器に吹きかけると、消臭効果があります。

冷蔵庫、靴箱、絨毯、ぬいぐるみのにおい

90～91ページを参照してください。

アルカリと酸の安全ガーデニング

木や花、野菜などにつく菌は、中性から弱酸性でよく繁殖するので、弱アルカリ性の重曹水で菌を洗い流します。酢のにおいはアリをはじめ多くの虫が嫌います。せっけんや牛乳は、毒殺ではなく昆虫の気門を塞いで窒息させる方法です。まちがって触れても、また風向きなどの影響で人やペットにかかっても安心な材料で、ガーデニングを楽しみましょう。人の虫除けは93ページを参照してください。

虫退治

■せっけん殺虫剤（60℃のお湯500mℓ＋粉の純せっけん5g）

よく振ってせっけんを溶かし、スプレー容器に入れて霧吹きします。純せっけんを使うこと。

■牛乳殺虫剤（薄めずそのままの牛乳適量をスプレー容器に入れる）

古くなった牛乳や飲み残しを使えます。使用後放置すると、スプレー容器が詰まるので、1回で使い切り、容器を洗うこと。

■コーンスターチ殺虫剤

アブラムシ対策：水300ccとコーンスターチ5gを入れ、沸騰するまで休まずに混ぜる。沸騰したら火を止め、冷ましてからスプレー容器に入れて、アブラムシめがけてスプレーします。

アリ対策：コーンスターチと粉糖（粉状が良い）を1：1でよく混ぜ、巣穴や巣穴周辺に撒く。 ※コーンスターチ：とうもろこしから作ったでんぷん。

植物の病気に

■カビ病重曹水（水500mℓ＋重曹小さじ½弱）

うどんこ病やさび病などが発生したら、スプレー容器に入れて植物の葉や茎に流れるくらいたっぷりと噴霧します。基本は500～1000倍に希釈。初めのうちは薄めの液で様子をみましょう。病気がひどい葉は切り取ります。

▶重曹水をつかうときは、他の薬剤との併用は避けてください。

植物の滋養に

■活力増進剤（水1000mℓ＋米酢20～40mℓ）米酢を25～50倍に薄めたもの

週に3回ほど朝、植物にかけるだけで虫や病気に強くなります。スプレーでもジョウロでかけてもOK。つぼみや花には直接かけず、葉や枝、土にたっぷりかけます。即効性はないので、何年間か続ける気持ちで。

▶容器や噴霧先に鉄製品がないか注意。酸で鉄は錆び、大理石は溶けます。

■ 基本のアイテム 手軽に作れる便利なスプレー

アルカリ剤

①炭酸ソーダ水スプレー：水 500mℓ＋炭酸ソーダ小さじ ½

②セスキ炭酸ソーダ水スプレー：水 500mℓ＋セスキ炭酸ソーダ小さじ１

③重曹水スプレー：ぬるま湯 500mℓ＋重曹大さじ２

酸性剤

①クエン酸水スプレー：水 250mℓ＋クエン酸小さじ２

②酢水スプレー：水 150mℓ＋酢 50mℓ

■ わが家で使っているせっけん（ ）は成分、《 》は製造元もしくは販売元

▶入浴（からだ、洗顔、洗髪）、手洗い

いつくしみ・ね！そふと（カリ含有石ケン素地、グリセリン、シア脂）《（有）ねば塾》

アレッポのせっけん（石鹸素地：オリーブオイル 90％、ローレルオイル 10％）《（株）アレッポの石鹸》
※値段が高いのでときどき使用。渋い香りが好き。

パックスナチュロンシャンプー（水、カリ石ケン素地、グリセリン、トコフェロール（天然ビタミン E）、香料、クエン酸）　※気分転換にときどき使用。天然香料が少し入っていますが後に残りません。

▶歯みがき

パックス石けんハミガキ（炭酸 Ca、水、グリセリン、シリカ、石ケン素地、ハッカ油、ユーカリ油、カラギーナン）《太陽油脂（株）》　※子ども用もあり。

▶食器洗い

自分で作った家庭の廃油せっけんまたは半固形せっけん（脂肪酸ナトリウム 60％、炭酸ナトリウム 40％）《（有）ねば塾》

▶軽い汚れの洗濯

パックスンチュロン洗濯用液体石けん（純石けん分 40％ 脂肪酸カリウム、脂肪酸ナトリウム）《太陽油脂（株）》

洗濯用液体石鹸（純石けん分脂肪酸カリウム 30％）《（有）ねば塾》　※ウール洗いと洗濯の追加用。

▶汚れが気になる洗濯、食器洗い

パックスナチュロン粉せっけん（石けん分 70％、炭酸塩）《太陽油脂（株）》

ふんわりふわふわ（脂肪酸ナトリウム 85％、炭酸ナトリウム 15％）《（有）ねば塾》

▶食器洗い用スポンジ

パックスナチュロンキッチンスポンジ（軟質ポリウレタン）《太陽油脂（株）》　※せっけんとの相性抜群。泡立ちも水切りも最高。毎日使っても半年持ちます。本当はプラスチックのスポンジではなく、綿や麻のふきんを使うのが理想。

■ 参考になる情報サイト

環境汚染問題（渡部和男）香料の健康影響ほか http://www.maroon.dti.ne.jp/bandaikw/index.htm

化学物質問題市民研究会　http://www.ne.jp/asahi/kagaku/pico/

ダイオキシン・環境ホルモン対策国民会議　http://kokumin-kaigi.org/

宮千代加藤内科医院の HP　http://www.geocities.jp/m_kato_clinic/

生活と科学社・石鹼百科　https://www.live-science.com/

NPO 法人コンシューマネット・ジャパン　https://consumernet.jp/

参考文献・おすすめの本

▶プラスチック、化学物質関係

1.『ここがいけない塩ビ製品』 化学問題市民研究会著 2000 NC コミュニケーションズ
2.『プラスチック』 三島佳子著 日本消費者連盟監修 2001 現代書館
3.『使うな危険!』 小若順一著 食品と暮らしの安全基金 2005 講談社
4.『化学物質汚染』 泉邦彦 1999 新日本新書

▶シックスクール、化学物質過敏症関係

5.『化学物質過敏症から子どもを守る』 北條祥子著 2002 芽ばえ社
6.『誰もがわかる化学物質過敏症』 渡辺雄二著 1998 現代書館
7.『香り、化学物質で苦しむお友だち』 おそい・はやい No.79 2014 ジャパンマシニスト社

▶農薬関係

8.『脱・農薬ノート』 反農薬東京グループ 2008
9.『知らずに食べていませんか?ネオニコチノイド』 水野玲子著 ダイオキシン・環境ホルモン対策国民会議監修 2014 高文研
10.『暮らしの中の農薬汚染』 河村宏 辻万千子著 2004 岩波ブックレット No.619
11.『遺伝子操作食品の避け方』 小若順一他著 2000 コモンズ

▶ワクチン、フッ素関係

12.『予防接種み～んなまとめてチェック!!』 2009 ジャパンマシニスト社
13.『新・予防接種に行く前に』 2015 ジャパンマシニスト社
14.『薬のチェックは命のチェック』 特集 フッ素益と害 2005 NPO 法人ビジランスセンター
15.『フッ素に NO! "むし歯にフッ素" はニセ科学』 秋庭賢司著 2015 コンシューマネット・ジャパン Books

▶環境問題全般

16.『LATE LESSONS』 欧州環境庁編 監訳松崎早苗 2005 七つ森書館
17.『沈黙の春』 レイチェル・カーソン著 1974 新潮文庫
18.『複合汚染』 有吉佐和子著 1979 新潮文庫
19.『水俣から福島へ―公害の経験を共有する』 山田真著 2014 岩波書店
20.『胎児からのメッセージ』 原田正純著 2004 実教出版
21.『アメリカの毒を食らう人たち』 ロレッタ・シュワルツ=ノーベル著 2008 東洋経済新報社
22.『発達障害の原因と発症メカニズム』 黒田洋一郎ほか著 2014 河出書房新社
23.『冒される日本人の脳』 白木博次著 1998 藤原書店
24.『合成洗剤のない暮らしガイド』 日本消費者連盟編 2000 風媒社
25.『初歩から学ぶ有害化学物質』 見目善弘著 2003 工業調査会
26.『内分泌かく乱化学物質と食品容器』辰濃隆・中澤裕之編 1999 幸書房
27.『世界ブランド企業黒書』クラウス・ベルナーほか著 下川真一訳 2005 明石書店
28.『暮らしの中のボイコット』 富山洋子著 2016 現代書館
29.『地球を脅かす化学物質』 木村 - 黒田純子著 2018 海鳴社

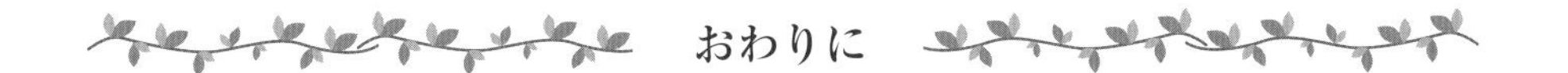

おわりに

見渡す限り畑が広がる田舎まちで息子は生まれました。友達のいない小さな村に引っ越してきた私の唯一の楽しみは、村が主催する「検診」でした。予防接種も、初めて生えたかわいい歯にフッ素を塗りに行くことも、同じ年代のおかあさんや子どもたちに会えるという喜びで、何の疑いも持たず出かけて行きました。

その私が「おかしい」と感じたきっかけは、書店で手にした『ちいさい・おおきい・よわい・つよい』（ジャパンマシニスト社）という１冊の雑誌でした。そこには、フッ素は必要か？　と投げかけてあり、フッ素の毒性についてもやんわりと指摘していたのです。驚いたのはいうまでもありません。検診ハガキを手に、車で30分の保健所へ息子を抱いて走りました。「こんなハガキが保健所から届いたら何も知らないおかあさんたちは、みんなフッ素を塗ってしまいます。ハガキをださないで」と訴えました。

あれから、25年。化学物質はいったい誰のために作られているのでしょうか。様々な化学物質が家庭に入り込んでいる危険を身近に感じ、当時の私と同じように怒って欲しいと思い、この本を書きました。「怒り」というのは、決してマイナスではなく、生きるエネルギーになるからです。多くの人に“カナリア”の声が聴こえますように……。

最後になりましたが、苦手な化学を「なるほど！」と思わせてくれた貴夫さん。せっけんやアルカリ剤のことを何度でも教えてくださった“ねば塾”の笠原愼一さん。「娘たちの出産祝いに贈りたい」と編集を引き受け、細やかなご配慮をしてくださった内藤久美子さん、花崎晶さん。そして、正しい方向にアンテナを向けてくれた息子。息子のまわりにいてくれた多くのみなさんに心から感謝します。

2018年11月　　北海道のしばれる朝に

著者プロフィール

神 聡子（Jin Satoko）

看護師・環境アレルギーアドバイザー。
看護師、高等看護学院講師を務めたのち、結婚。息子が小学校５年生のときにシックスクール症候群になり、「小樽・子どもの環境を考える親の会」を立ち上げる。現在は、会の運営、講演会、アレルギーや化学物質過敏症などの相談、行政への仲介・要望などに携わるかたわら、アレルギーや化学物質過敏症の方が買い物ができる「絵本と環境雑貨の店　ワオキツネザル」を経営。
５羽のインコと夫、母と小樽市に在住。

危険な化学物質から子どもを守る暮らし方

2019年1月17日　初版第1刷
2024年2月26日　　　第2刷

著　者　神 聡子
発行人　石川眞貴
発行所　株式会社じゃこめてい出版

〒214-0033
神奈川県川崎市東三田3-5-19
電話　044-385-2440
ＦＡＸ　044-330-0406
ＵＲＬ　http://www.jakometei.com/

イラスト／イズミコ　下村真來子
表紙・本文デザイン／Kre Labo
印刷・製本／株式会社　上野印刷所

ISBN 978-4-88043-454-4　C0077